己解除疼痛

找回雙腿靈活力

肌肉抽筋自救手冊

出沢明

出沢明PED診所理事長
帝京大學醫學部附屬溝口醫院客座教授

楓葉社

序章

如何精準緩解腓腸肌痙攣的劇烈疼痛？

「伸展膝蓋後側」「伸展小腿肚」

「腓腸肌痙攣」是指小腿肚肌肉突然痙攣，導致小腿肚劇烈疼痛。在睡眠及運動當中突然發生腓腸肌痙攣時，請試著「伸展膝蓋後側」吧。

在放鬆小腿肚腓腸肌的痙攣和

用手拉「伸展膝蓋後側」

抓住腳尖，往身體方向拉伸，
慢慢伸展膝蓋後側和小腿肚。

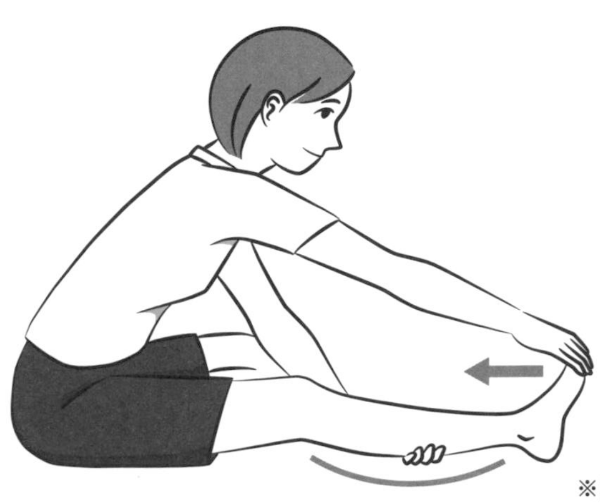

※詳細請參照P33

僵硬狀態後，便能舒緩疼痛及僵硬。（詳情請見P32）

因此，容易腓腸肌痙攣的人應記得「伸展膝蓋後側」的方法。如此一來，只要一抽筋便能立即對應。

此外，當抽筋無法起身時，也可以嘗試「伸展小腿肚」，躺著伸展比目魚肌。

同時參考本書中補充礦物質、水分、驅寒、拉筋等方法，一起打造不易腓腸肌痙攣的體質吧。

用毛巾拉伸
「伸展膝蓋後側」

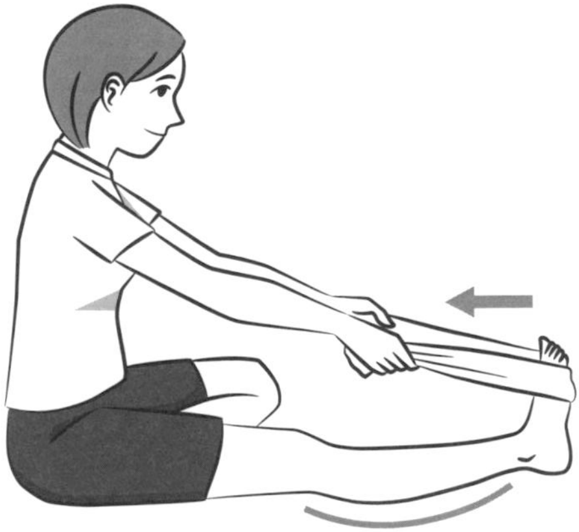

將毛巾套上腳尖往身體方向拉伸，慢慢伸展膝蓋後側和小腿肚。

※詳細請參照P33

躺著做
「伸展小腿肚」

微微屈膝，腳尖緩緩朝膝蓋方向移動。

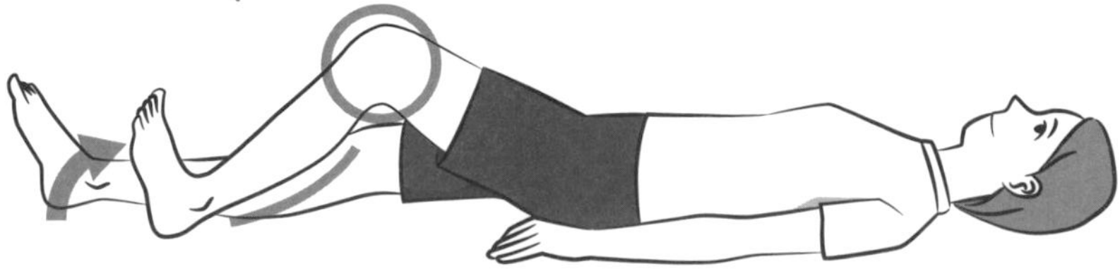

※詳細請參照P35

Part 1

小腿肚為何會突然抽筋呢？

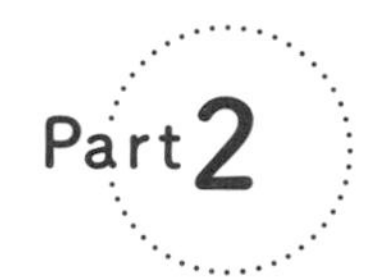

腳部抽筋適用的運動療法

Part 3

依據原因、症狀預防腓腸肌痙攣

Part 4 小腿肚之外的肌肉抽筋緊急處置方法

目錄

Part 7 防止腓腸肌痙攣復發的飲食

Part 1

小腿肚為何會突然抽筋呢？

「抽筋」是指什麼樣的狀態？

當小腿肚等處的肌肉突然發生痙攣、收縮。肌肉除了感到刺痛，還會伴隨著僵硬，導致無法自行控制活動的狀態就稱為「抽筋」。醫學用語則稱為「肌肉痙攣」。

在睡眠中或剛睡醒、游泳及打網球等運動時；甚至是爬山和跑馬拉松途中或結束後，足部肌肉等部位特別容易抽筋。此外，想必也有人曾在不經意的動作下，引發胸大肌（胸部肌肉）及梨狀肌（臀部肌肉）突然抽筋的經驗。

雖說這些狀況多半並非來自於疾病，但仍有某些例子是由脊椎等部位的疾病所引起。當反覆發生抽筋狀況時，除了痛感之外，還會導致睡眠不足，甚至妨礙我們從事喜歡的運動，又或是影響到必須站著從事的工作，使生活品質受到影響。

希望本書能成為一個入門指引，讓各位學習到預防、減緩「肌肉抽筋」的正確自我保健方式。然而當原因可能出自於疾病時，則請至醫療機構接受改善治療。

容易抽筋的肌肉

★＝特別容易抽筋的肌肉

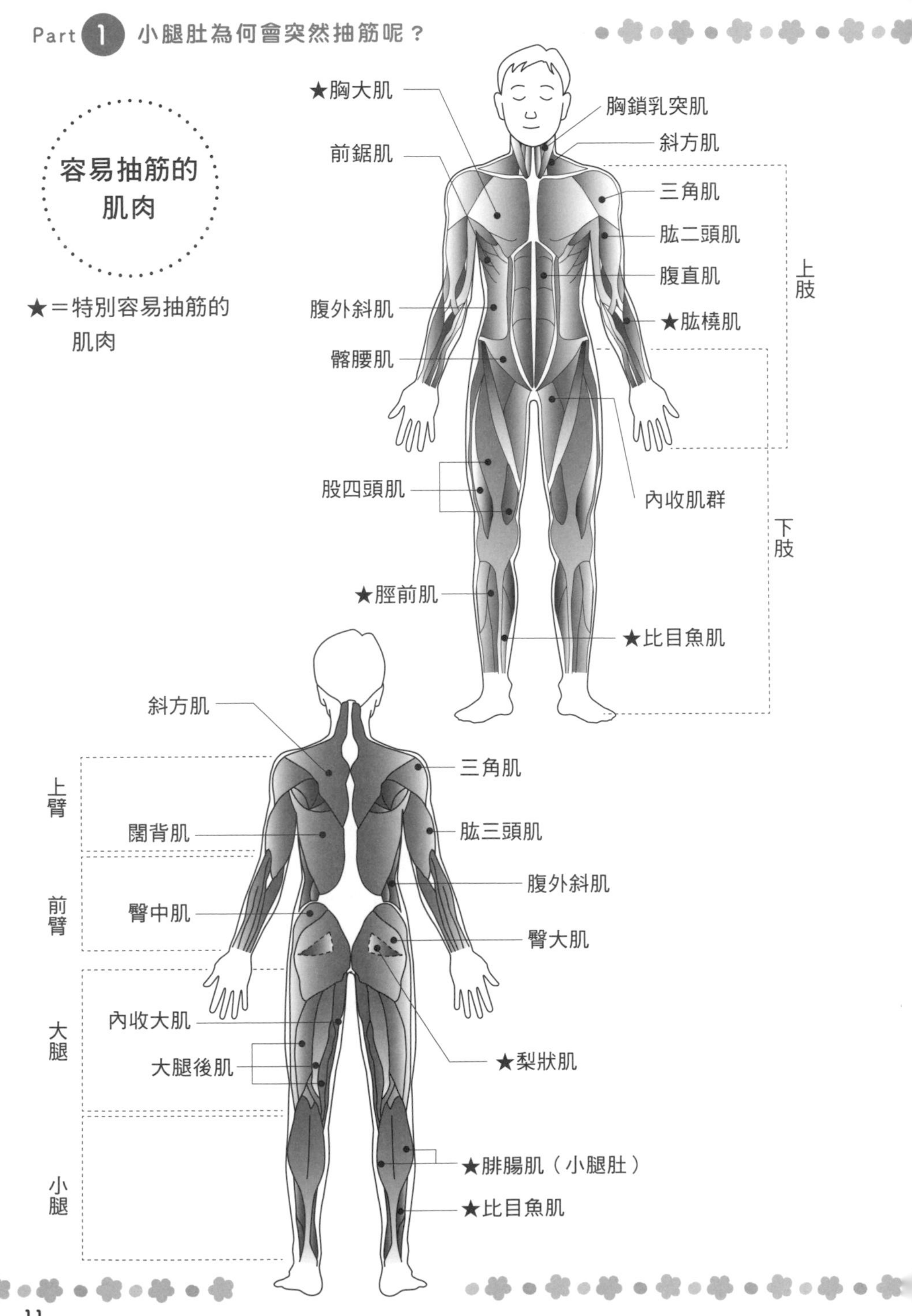

為什麼「小腿肚」會容易抽筋呢？

在全身上下肌肉中，小腿肚的「腓腸肌」屬於較容易抽筋的肌肉。如左圖所示，腓腸肌由脛骨內側的內側頭與外側頭兩塊肌肉所組成。腓腸肌始於大腿骨，與比目魚肌相連，延伸至阿基里斯腱。

小腿肚抽筋的狀態之所以稱為「腓腸肌痙攣」，是因為以前會以「腓腸肌」稱呼小腿肚。

那為什麼在眾多肌肉之中，小腿肚的肌肉特別容易抽筋呢？

①小腿肚的肌肉是讓我們在重力下維持姿勢的肌肉（抗重力肌）之一，受到較大的負擔，容易累積疲勞。

②由於距離心臟遙遠，因此容易水腫及血液循環不良，也較容易缺氧、缺乏礦物質等等。

③由於接近足部，容易因氣溫影響等因素導致寒冷，使肌肉僵硬和血流不足。

④在睡覺等採取仰躺姿勢時，由於腳尖會朝下，導致小腿肚容易收縮。

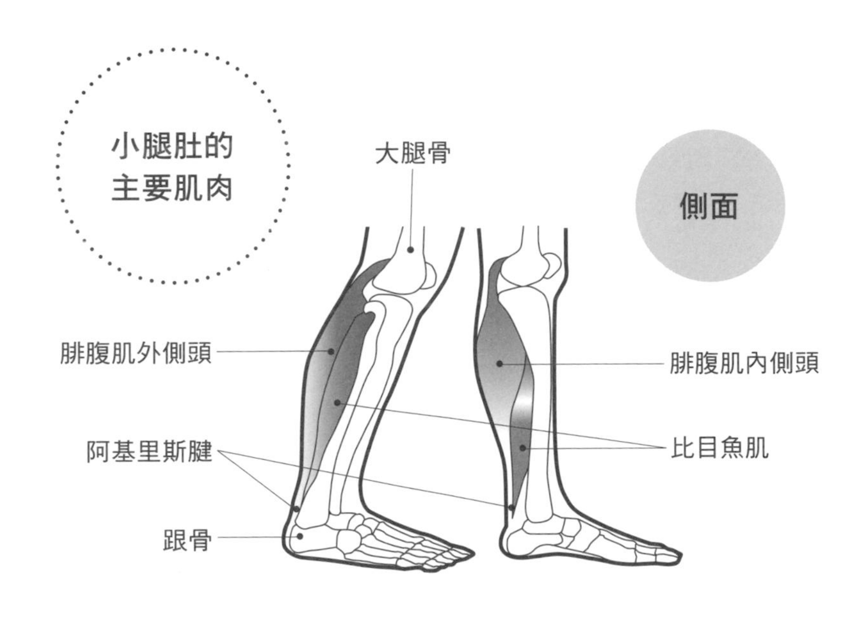

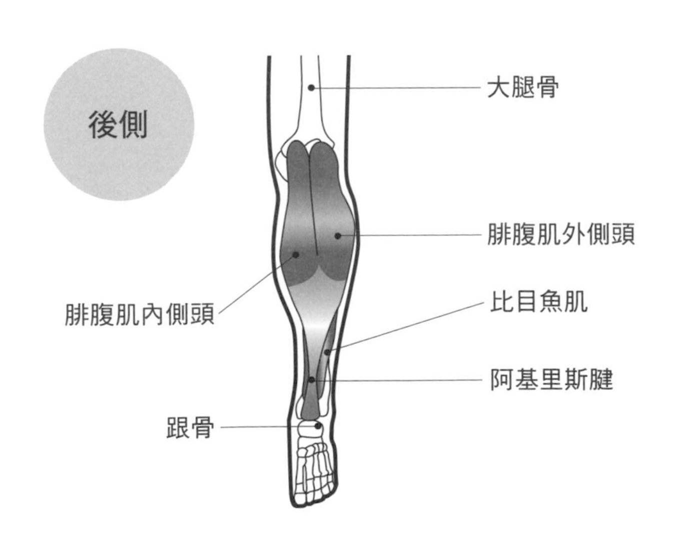

MEMO

「肌肉抽筋」和「小腿抽筋」並非病名，而是俗稱。在醫學用語上則稱為「肌肉痙攣」、「腓腸肌痙攣」。

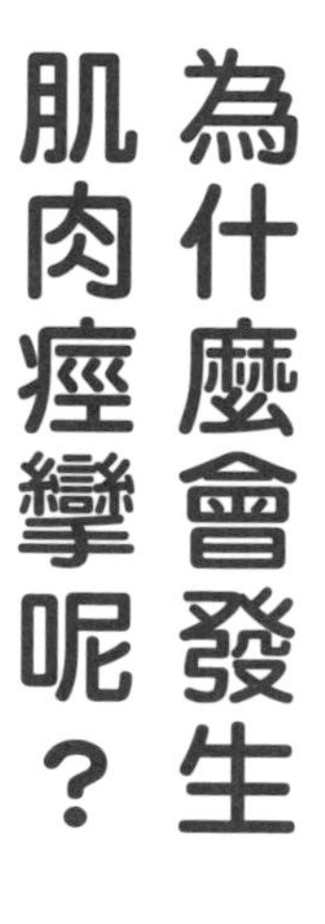

為什麼會發生肌肉痙攣呢？

一般來說，肌肉會適度收縮、伸展，以支撐我們的姿勢，並讓身體活動。為避免肌肉承受過於強烈的負擔導致受傷，我們的身體具備一種機制，能防止肌肉過度收縮與伸展。而負責執行此機制的，便是肌梭和高爾肌腱器。

肌肉是由肌纖維所組成，肌梭則位於肌纖維之間，感應肌肉拉長的狀況，並將訊息傳送至脊髓。而為了避免肌肉伸展過度導致斷裂，脊髓會發出「收縮」的指令。

高爾肌腱器則位於肌肉與肌腱的交界處，能感應肌肉伸展的狀況。雖然肌腱無法自己伸縮，但能透過「肌肉收縮時，肌腱就會伸展」、「肌肉放鬆時，肌腱就會收縮」等與脊髓的互動的機制，維持肌腱與肌肉的功能。

肌梭和高爾肌腱器會在我們無意識之下運作。但有時會因某些原因，使得高爾肌腱器的動作不夠靈敏，導致調節肌肉的功能失衡，進而發生異常收縮等狀況。

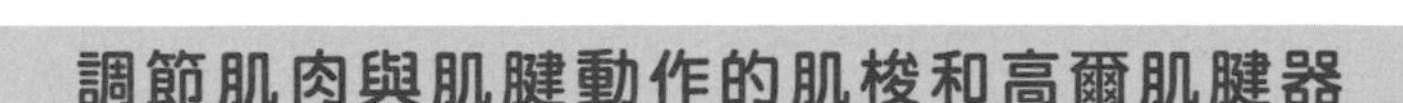

調節肌肉與肌腱動作的肌梭和高爾肌腱器

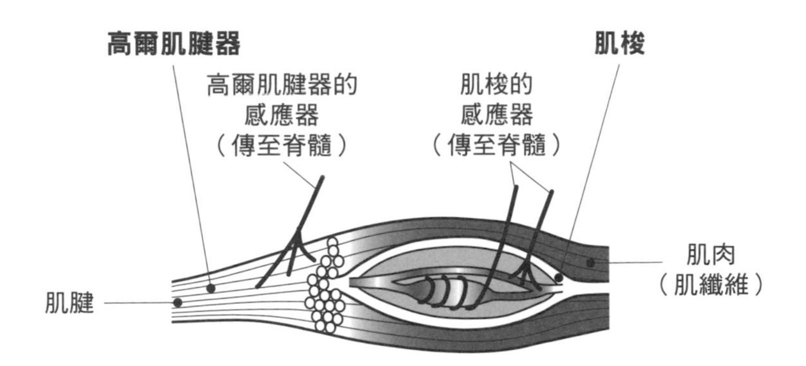

高爾肌腱器位於肌肉與肌腱的交接處	**肌梭位於肌肉之中**
・擁有與肌肉垂直散佈的感應器。	・內側有螺旋狀及章魚觸角狀的兩種感應器。
・能透過肌肉收縮，感應肌腱的伸展狀況。	・能感應肌肉的伸展狀況。
・將資訊傳送至脊髓，對肌肉發出指令（自我抑制）以取得平衡。	・將資訊傳送至脊髓，對肌肉發出收縮指令（牽張反射）。
・防止肌肉過度收縮。	・防止肌肉過度伸展。

- 在正常情況下，由於和脊髓之間的互動，肌梭和高爾肌腱會在無意識之下受到控制。
- 但若因某種原因使高爾肌腱器功能下降，將可能導致肌肉異常收縮和痙攣，引發「腳抽筋」。

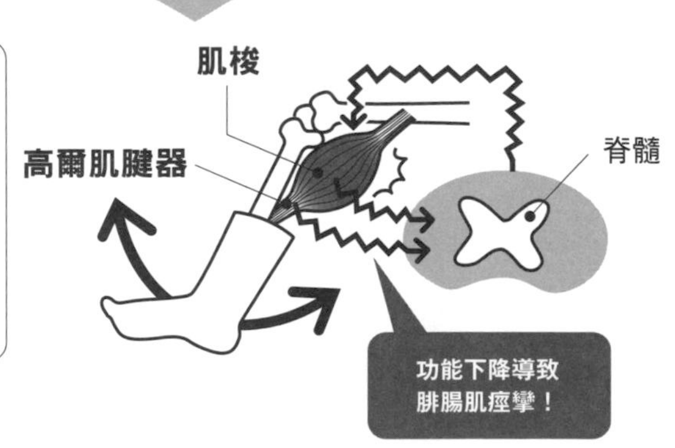

※ 關於發生肌肉抽筋的機制有許多醫學解釋，但目前尚無法得知確切原因。

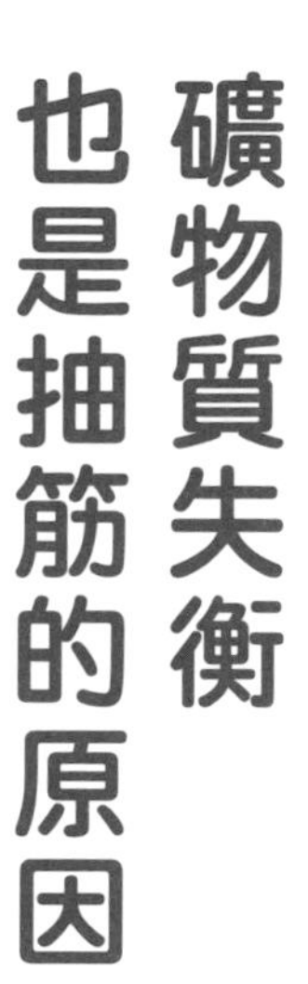

礦物質失衡 也是抽筋的原因

高爾肌腱器之所以發生誤動作，引發肌肉「抽筋」的原因尚不明確。但若非患有特定疾病的狀況，則可能是因電解質異常（體內礦物質失衡）所引起。

神經傳遞訊息以及肌肉收縮，與我們血液和細胞內液中的鎂、鈣、鈉、鉀等礦物質有關。當年齡增長、疲勞、營養不足、脫水、寒冷等因素造成這些礦物質失衡，將使得神經傳遞不順暢，導致高爾肌腱器的運作狀況變差。

例如當我們在睡眠和運動流了許多汗時，會讓身體處於脫水狀態，礦物質瞬間流失，導致失衡。

此外，當我們在游泳時，也可能因肌肉疲勞、寒冷，使血液循環不佳，礦物質無法運送至需要的部位，而異常收縮。

在這些礦物質當中，鎂負責調節鈣與鉀的運作，在肌肉的收縮上扮演著相當重要的角色。腳部抽筋和腓腸肌痙攣的原因常常與鎂不足有關。

體內礦物質失衡的原因

運動、三溫暖、高溫導致流汗

由於排出大量汗水，一同排出的礦物質也會增加，容易導致身體狀況失衡。此外，睡覺時的排汗量其實不少，請務必多加留意。

激烈運動導致肌肉疲勞

在踢足球、跑馬拉松，游泳等大量使用肌肉的運動後，會大量消耗鈣，因此有時會發生缺鈣的狀況。

年齡增長與運動不足導致肌肉量減少

除了以上因素，血液循環不良及新陳代謝下降也是導致體內礦物質失衡的原因。當肌肉所需的礦物質不足時，就可能導致失衡。

消化不良及腹瀉導致脫水

慢性脫水可能導致體內礦物質失衡。其中又屬年長者特別容易發生此症狀。

服用利尿劑等藥物

服用利尿劑、降壓藥、荷爾蒙藥物等等，將影響體內水分的平衡，有時也會導致體內礦物質失衡。

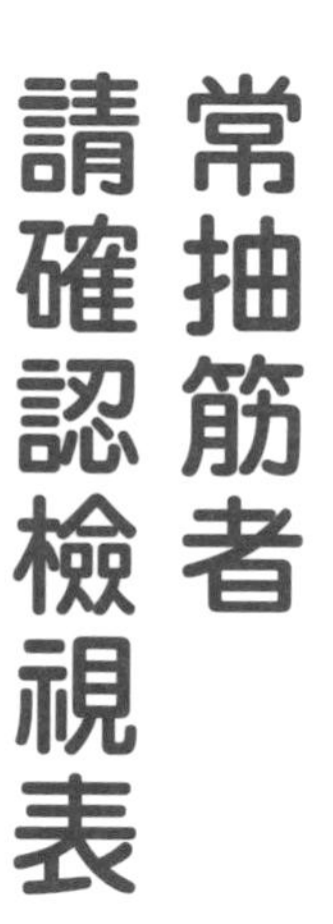

常抽筋者請確認檢視表

小腿肚等部位經常抽筋，對生活造成困擾的人應該不在少數。

肌肉抽筋的原因有許多種，如年齡增長、運動不足導致肌肉量減少、血液循環不良與體寒、水分攝取不足、服用利尿劑、降壓藥等藥物、特定疾病等等。

請各位先確認左頁表格中是否有符合的項目。符合項目愈多愈容易抽筋，請務必多加留意。

頻繁發生腓腸肌痙攣等狀況，每週達1次以上者、腓腸肌痙攣後大腿接著抽筋等容易連續發生肌肉抽筋者以及「腳以外的部位抽筋」、「全身都會抽筋」者，也可能是患有慢性病及脊椎相關疾病，請儘速至醫療機構就診（詳情請見P24）。

若是想知道目前服用中的藥物是否會導致腓腸肌痙攣等患者，請詢問熟識的醫師，切勿自行判斷停藥（詳情請見P28）。

「腳部抽筋」檢視表

請在符合的項目中打勾 □

	分數
□ 雖然被診斷為糖尿病，但糖化血紅素未滿7%～9%	3
□ 被診斷為糖尿病前期，糖化血紅素未滿6%～7%	2
□ 糖化血紅素未滿6%	1
□ 年滿71歲以上	3
□ 年滿61歲以上，未滿71歲	2
□ 未滿61歲	1
□ 有間歇性跛行症狀，無法連續走路超過100公尺	3
□ 有間歇性跛行症狀，但能連續走路100～300公尺	2
□ 有間歇性跛行症狀，但能連續走路超過300公尺	1
□ 身體虛寒	2
□ 最近突然開始運動	2
□ 一但改變姿勢，做出前傾、後仰等動作，會使腰痛等症狀惡化	2

◆總分最高為15分。分數達7分以上者容易發生腳抽筋；分數達10分以上者則是非常容易抽筋，請務必留意。

◆若並未符合任何選項，卻仍容易抽筋、頻繁抽筋，或全身都易抽筋者，可能是因生病所造成，請盡快前往醫療機構就診。

※稍微走路就感到腳痛、麻痺、疲勞以致於無法走遠，但稍微休息過後便能恢復。（詳情請見P53）

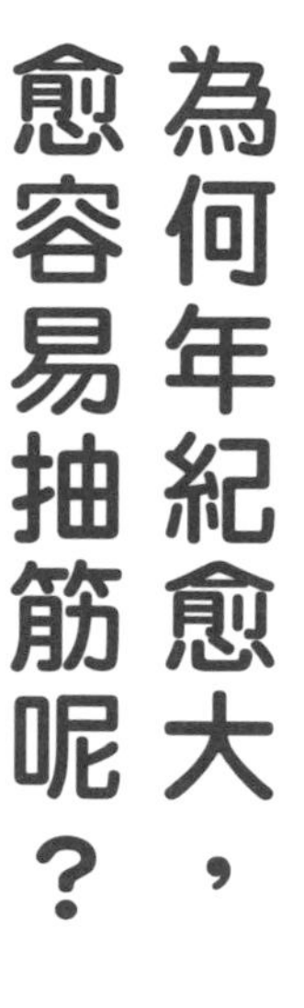

為何年紀愈大，愈容易抽筋呢？

中高齡過後，有愈來愈多人會在睡眠中，或是稍作運動後出現腳抽筋的情況。

其主要原因出自於年齡增長導致肌肉量下降、新陳代謝降低，以及動脈硬化的血液循環不良等等。若是再加上身體缺乏水分與礦物質、體寒、因疾病導致的神經問題、藥物副作用等因素，則可能反覆發生腳抽筋和腓腸肌痙攣。

此外，高血壓和糖尿病等慢性病以及腰椎相關疾病（腰部椎管狹窄症、腰椎椎間盤突出）等問題，也可能讓肌肉反覆出現抽筋的情況。

養成簡單的運動和伸展習慣，維持一定肌肉量相當重要。一般來說，人的肌肉量會在20歲左右達到高峰後便開始逐年減少。但若持續鍛鍊，無論到了幾歲都有機會恢復肌力。因此請千萬別放棄，就從今天開始試著鍛鍊吧！

此外，養成良好運動習慣也有助於改善慢性病及腰痛的症狀。

基礎代謝率與年齡變化

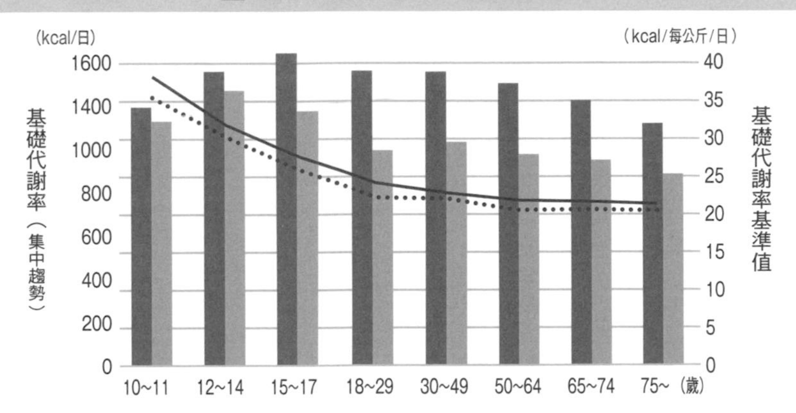

此圖表顯示基礎代謝量依據年齡、性別不同而產生的變化。年齡增長使基礎代謝降低的主要原因為肌肉量減少。也就是說，肌肉量會隨著年齡增長而降低。

※ 取自厚生勞動省「日本人飲食攝取基準2020年版」

高齡也能增加肌肉量

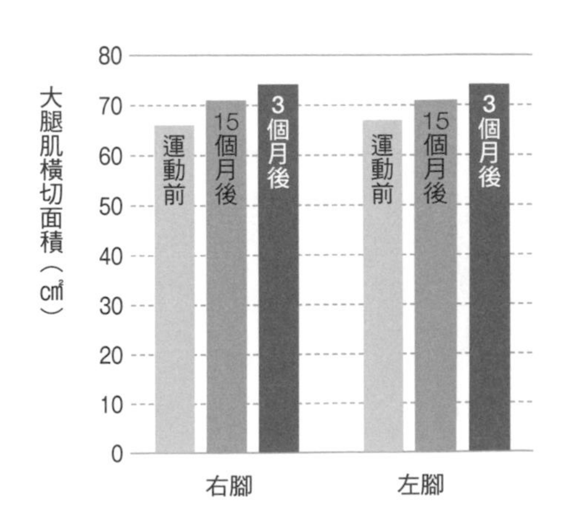

此為60～72歲男性的數據。在鍛鍊肌肉3個月後，發現兩側大腿肌面積平均增加了11%。等同於年輕10歲的程度。

※ 取自W R Frontera 1988年

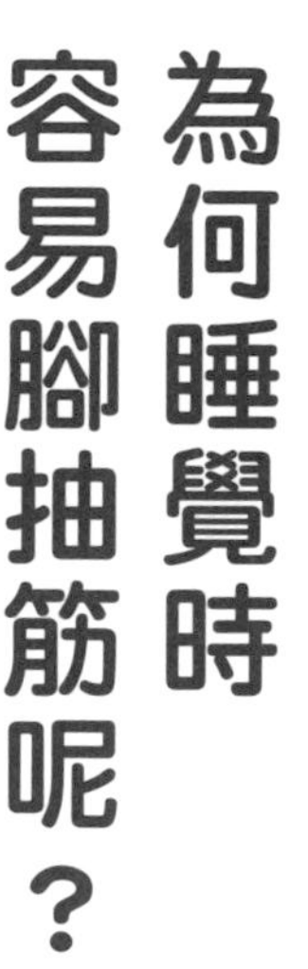

為何睡覺時容易腳抽筋呢？

在睡覺時特別容易發生腓腸肌痙攣。想必許多人都曾有過在打瞌睡、翻身以及早晨時刻，突然襲來一股刺痛的痛苦經驗。睡眠時高爾肌腱器功能低落，因此更容易發生腓腸肌痙攣。即便在白天沒做什麼運動，肌肉仍可能在睡覺時累積疲勞，使得高爾肌腱器容易出現問題。

在睡眠中，腳跟將成為我們的支點，腳尖則容易處於延伸狀態（踮腳尖），使小腿肚的肌肉微微收縮，而這個動作也容易引起高爾肌腱器發生問題。

此外，睡眠中身體容易欠缺水分，這也是容易引起腓腸肌痙攣的原因之一。在睡覺時，流汗和呼吸會讓我們的身體流失500～600㎖左右的水分。有些人還會為了防止在半夜跑廁所，而在睡前刻意減少攝取水分。但為預防腓腸肌痙攣，應在睡前喝一杯水後再就寢。

此外，腳尖冰冷導致的血液循環不佳也是容易引起腓腸肌痙攣的原因之一。

睡覺時容易腳抽筋的原因

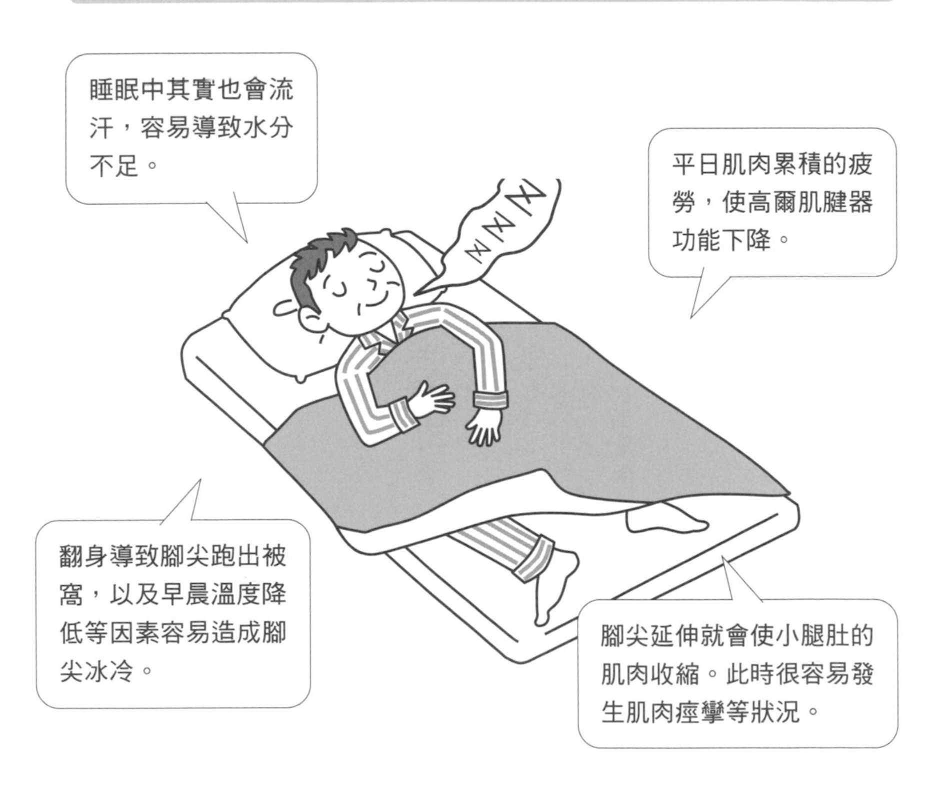

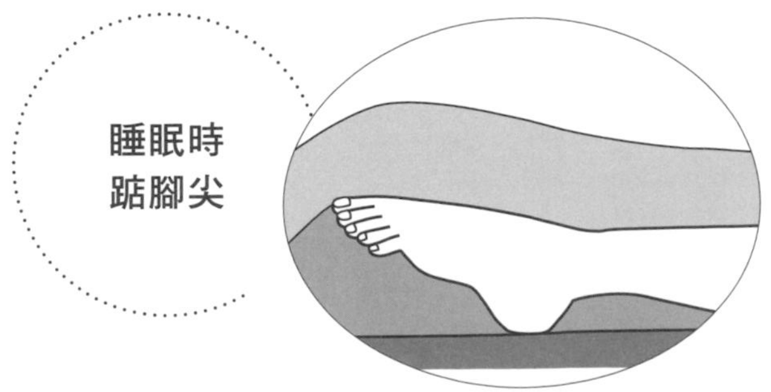

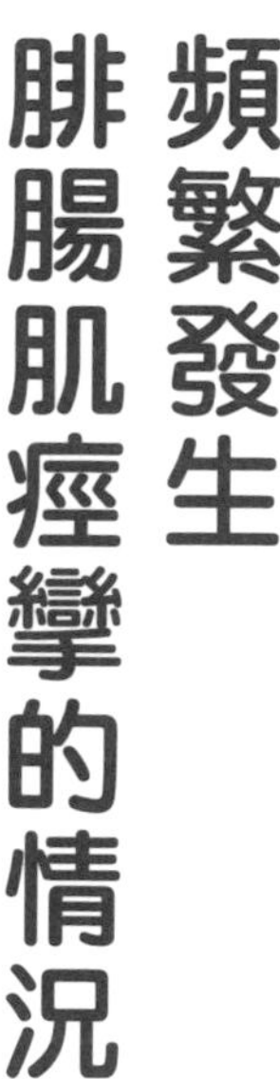

頻繁發生腓腸肌痙攣的情況

在多半情況下，腳抽筋、腓腸肌痙攣都並非由疾病引起。報告指出大約有六成65歲以上的人都曾有腓腸肌痙攣的經驗。甚至連小孩，也可能因腳太疲勞、流過多汗而發生腓腸肌痙攣。

但若每晚都發生腓腸肌痙攣，或身體的任何部位每週會發生1次以上的抽筋，就應思考疾病的可能性。

例如過去也曾有因糖尿病、腎臟、肝臟功能障礙導致全身出現抽筋的案例。當頸部、肩膀、手臂等頻繁抽筋時，則可能是肝硬化和糖尿病的症狀。以上疾病皆會使全身血液循環變差，而無法將礦物質傳遞至肌肉，導致身體各處發生抽筋。

而腰部椎管狹窄症、椎間盤突出等脊椎疾病，以及下肢動脈硬化也可能導致腓腸肌痙攣。此外，雖然較為罕見，但也有人的抽筋症狀與心肌梗塞、腦中風等嚴重的疾病有關。因此若是對這些症狀有疑慮，請前往專科就診。

引起肌肉抽筋的主要疾病

	病名、症狀名	主要症狀	就醫的醫院科別
代謝疾病	糖尿病	頻繁抽筋、口渴、疲倦、多尿、頻尿、手腳麻痹	內科、內分泌科、糖尿病專科
	腎功能障礙	口渴、疲倦、水腫、多尿、頻尿	內科、腎臟內科
	肝功能障礙	疲倦、食慾不振、水腫、黃疸	內科、消化內科
脊髓疾病	腰部椎管狹窄症	間歇性跛行、腰痛、下半身麻痹	骨科
	腰椎椎間盤突出	腰痛、下半身觸電般的痛感和麻痹、坐骨神經痛	
血管疾病	閉塞性動脈硬化	間歇性跛行（手腳血管動脈硬化導致）	內科、心臟科、週邊血管外科
	暫時性腦缺血	手腳麻痺、暈眩、口齒不清、看見重影、單眼暫時看不見	急診、腦神經外科
	腦中風	單側手腳麻痺、雙腿打結、無力、暈眩、頭暈、口齒不清、無法言語、無法理解他人的言語、視線不清、看見重影、單側視野缺損	
	狹心症	胸痛、背痛、喉嚨痛、左肩至手臂麻痺及疼痛	急診、心臟科、心臟血管外科、胸部外科
	心肌梗塞	胸部劇烈疼痛、放射痛（從左胸至下巴、左肩至胸部的廣泛疼痛）	
	下肢靜脈瘤	下肢血管浮出、下肢疲累、癢、痛、腫、濕疹、潰瘍	血管外科、週邊血管外科
甲狀腺疾病	甲狀腺功能低下	全身倦怠感、食欲低落、皮膚乾燥、臉部浮腫、落髮	內科、代謝內分泌科、耳鼻喉科、甲狀腺科
	腎上腺功能低下	伴隨疼痛的上肢痙攣、全身倦怠感、食慾低落、皮膚乾燥、臉部浮腫、落髮、低鈣血症	
神經、肌肉疾病	運動神經元疾病（ALS等）	肌肉消瘦、舌頭及手腳肌肉小幅顫抖、手指震顫	神經內科
	肌肉疾病（肌肉強直症等）	肌強直、肌力低下、肌肉萎縮、失智症狀、性格丕變、白內障、心律不整、呼吸障礙、高脂血症、前額落髮、良惡性腫瘤、糖尿病、高度腦功能障礙	
	多發性神經炎	手腳麻痺、步行困難	

※稍稍走路便感到腳痛、麻痺，因疲勞而無法走路，但稍作休息後便能改善的狀態。
※沒做任何動作仍可見的顫抖。
※受到刺激時，肌肉會變得僵硬的症狀。導致無法順暢活動手腳，即說話困難等症狀。

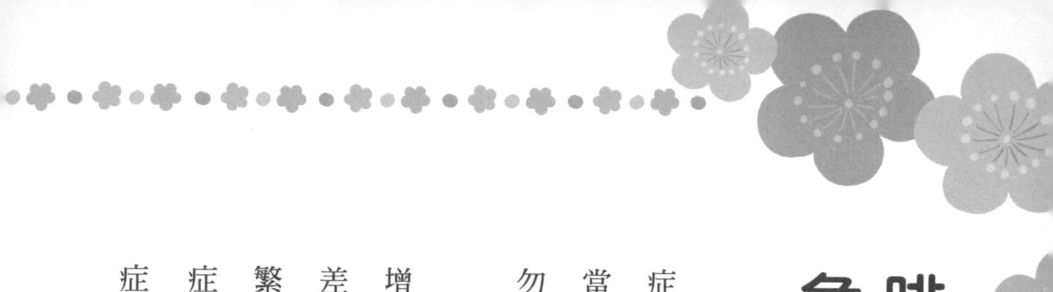

腓腸肌痙攣是危險疾病的徵兆嗎？

在引起抽經症狀的疾病當中，又屬狹心症和心肌梗塞、腦中風等需要特別留意。當腓腸肌痙攣頻繁發生、慢性化時，請切勿輕忽，務必前往醫療機構就診。

狹心症是一種因血液中壞膽固醇ＬＤＬ增加，導致心臟血管變狹窄、血液循環變差的疾病。狹心症除了會使腓腸肌痙攣頻繁發生，還會引發胸部的壓迫感及疼痛等症狀。而狹心症同時也是心肌梗塞的前驅症狀，當心臟血管遭血栓堵塞，最嚴重的情況下甚至可能危及性命。

腦中風則是因某些原因使大腦血管阻塞，導致血流不順，讓大腦組織壞死的疾病。前兆症狀除了暫時性腦缺血使得手腳麻痺、暈眩之外，頻繁發生腓腸肌痙攣也是其中之一。根據腦中風發作的部位不同，也可能引發生命危險，甚至在治療後仍留下嚴重後遺症。

當動脈硬化狀況加劇，將使血管更容易受到阻塞，發生疾病的風險也隨之上升。

腦中風和心肌梗塞的危險徵兆

腦中風的前兆	心肌梗塞的前兆
□手腳麻痺、手腳無法出力	□胸部中心有受到壓迫的痛感
□口齒不清、無法順利表達、無法理解他人言語	□牙齒、下巴、喉嚨、背部、左肩、太陽穴、手臂、胃等部位感到疼痛
□單眼突然看不見、半邊視野缺損	□突然感到呼吸困難
□身體單側麻痺、失去知覺	□冒冷汗、想吐
□突然感到暈眩	

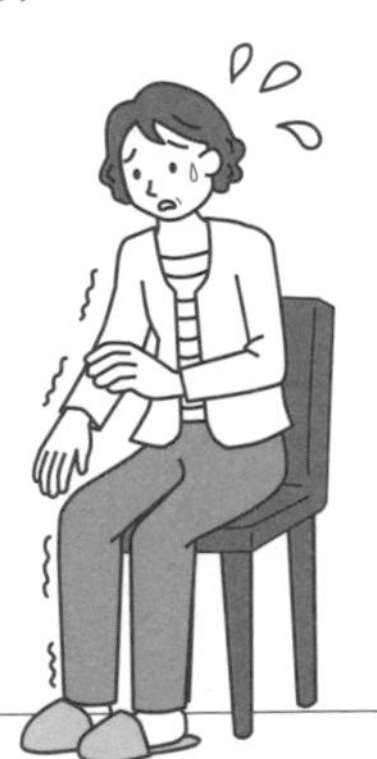

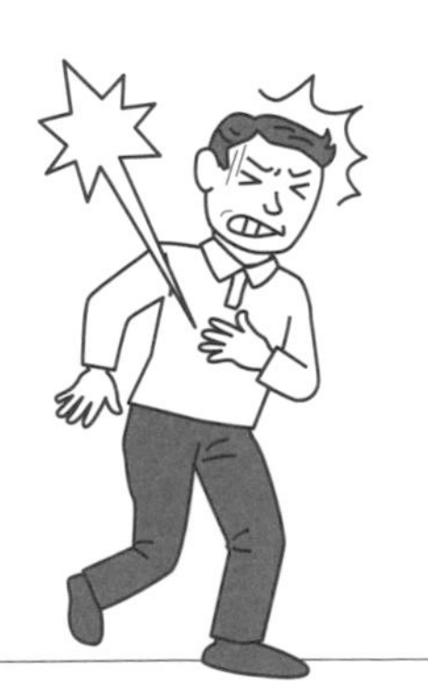

別忽視初期症狀

動脈硬化導致腳等部位頻繁抽筋時，
可能與腦中風與心肌梗塞有關。
當出現前兆時，請儘速前往醫療機構就診。

容易導致腓腸肌痙攣的藥物

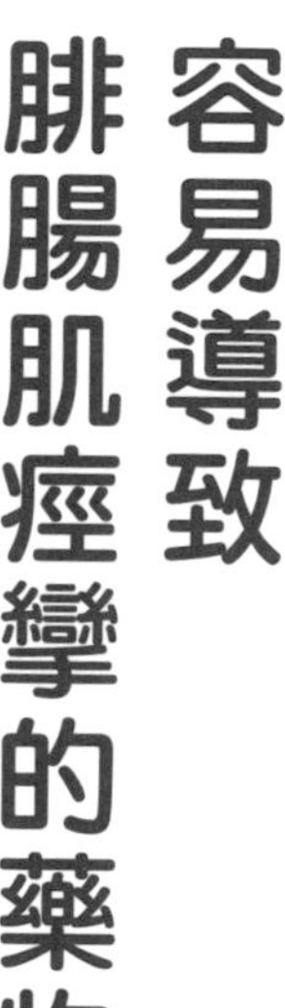

控制血壓的降壓藥和增加排尿量的利尿劑等，可能因其作用而導致肌肉抽筋和腓腸肌痙攣的狀況。這些藥物的副作用會使體內礦物質失衡，最後引發肌肉抽筋。

而治療高脂血症及氣喘的藥物也可能導致肌肉痙攣等副作用。

比如治療腓腸肌痙攣的「芍藥甘草湯」，若是長期服用其中的藥材「甘草」，也會使得體內鉀濃度降低，反而會造成腓腸肌痙攣。由於其他中藥（葛根湯、柴苓湯等等）也含有甘草，因此請留意不要服用過度。

若服用這些藥物，導致腳抽筋及痙攣等症狀變得頻繁，請與處方醫師商量。透過改變治療方式及控制劑量，就有機會能抑制腓腸肌痙攣。

切勿經自行判斷減少劑量、服用次數或停藥。此外，請利用服藥筆記管理用藥，避免隨意服用市售藥品及保健品。

◆降壓藥

高血壓、慢性高血壓、狹心症等疾病的處方藥。

雖然「鈣通道阻滯劑」、「β受體阻斷藥」等降壓藥作用各不相同，但每種藥物都可能因副作用導致體內礦物質失衡（電解質異常），引起腓腸肌痙攣。

◆利尿劑

高血壓、心臟衰竭、腎衰竭等疾病之處方藥物。其中包含增加排尿量，讓水分和礦物質排出體外的「環形利尿劑」、「噻嗪類利尿劑」等種類。由於會影響體內的含水量和礦物質量，因此有時會容易引發腓腸肌痙攣。

◆高血脂症藥物

高血脂症即為血液中的LDL膽固醇（壞膽固醇）和三酸甘油脂過高的疾病。若放著不管，將成為動脈硬化的原因。雖然發生頻率不高，但也有報告指出有幾種治療藥物具有副作用，可能導致橫紋肌溶解症（肌肉細胞溶解、壞死，使肌肉成分釋放到血液中的疾病），引發肌肉疼痛和僵硬問題。

◆氣喘藥

擴張氣管，緩解氣喘症狀的「茶鹼」。副作用包含低血鉀症和肌肉痙攣，可能引發腓腸肌痙攣。

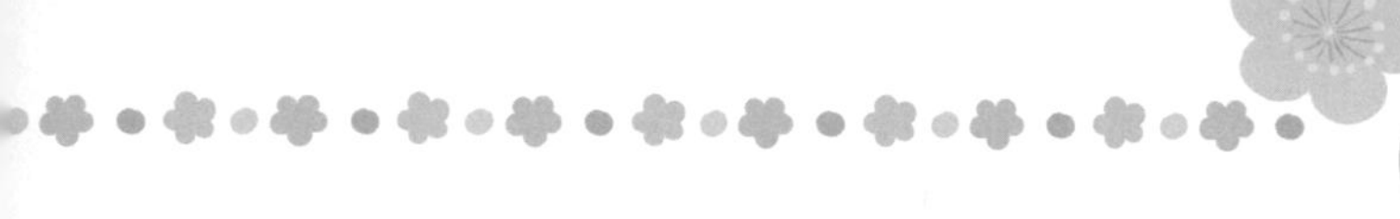

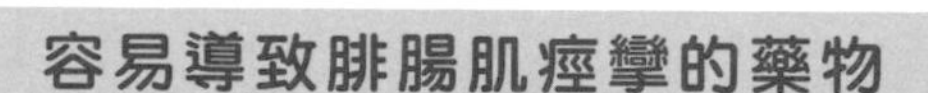

容易導致腓腸肌痙攣的藥物

藥物種類	藥劑	副作用
降壓藥	鈣通道阻滯劑、β 受體阻斷藥	電解質異常
利尿劑	環形利尿劑、噻嗪類利尿劑	
高血脂症藥物	HMG- CoA 還原酶抑制劑 纖維酸鹽類藥物	横紋肌溶解症
氣喘藥	茶鹼	肌肉痙攣

其他

◆抗癌藥物有時也會引發末梢神經障礙，妨礙神經傳導，導致肌肉疼痛、麻痺、腓腸肌痙攣。

◆「甘草」為中藥常使用的藥材，也常被做成食品添加物。一但攝取過多，可能引發低血鉀症，導致肌肉疼痛及腓腸肌痙攣。

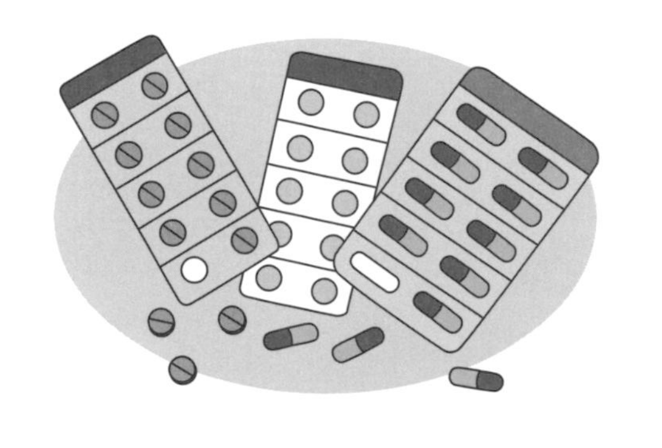

Part 2

腳部抽筋適用的運動療法

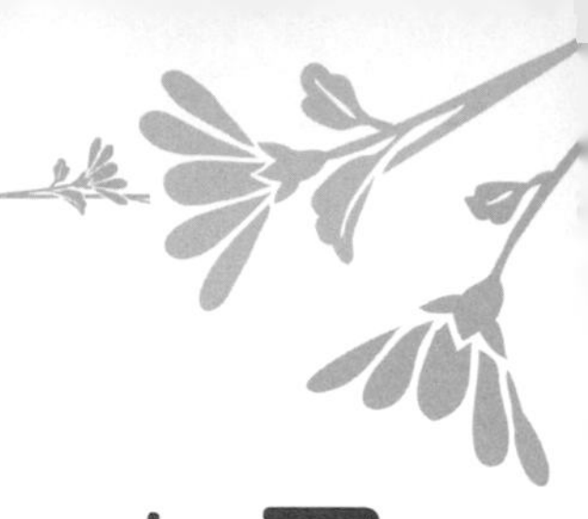

「伸展膝蓋後側」有效緩解腓腸肌痙攣

「伸展膝蓋後側」能止住腓腸肌痙攣突如其來所帶來的劇烈疼痛及麻痺。伸展膝蓋後側的方法十分簡單，請務必記起來，當作緊急措施吧！

首先請坐下，並讓腓腸肌痙攣側的腳向前伸直。接著將毛巾套上腳尖，並往身體方向拉，伸展小腿肚和膝蓋後側的肌肉。此時請一邊大口「呼」氣，一邊持續動作至腳抽筋的狀況解除，疼痛獲得紓緩後。

當我們徹底伸展膝蓋後側後，能夠放鬆僵硬的小腿肚肌肉，促進周邊血液循環。如此一來，礦物質將透過血液輸送至需要的部位，使神經傳導更加順暢。讓收縮、痙攣的肌肉功能恢復正常。

此外，「伸展膝蓋後側」還能有效率地伸展小腿肚和阿基里斯腱等部位。

不少案例在睡眠中發生腓腸肌痙攣，卻急於站起而不小心摔倒，使肌肉受傷。因此，在發生腓腸肌痙攣時應先深呼吸，並慢慢伸展膝蓋後側。

「伸展膝蓋後側」緩解腓腸肌痙攣的做法

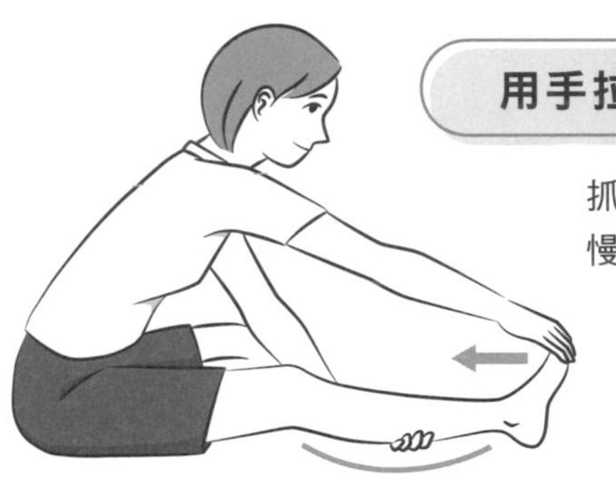

用手拉伸「伸展膝蓋後側」

抓住腳尖，往身體方向拉伸，慢慢伸展膝蓋後側和小腿肚。

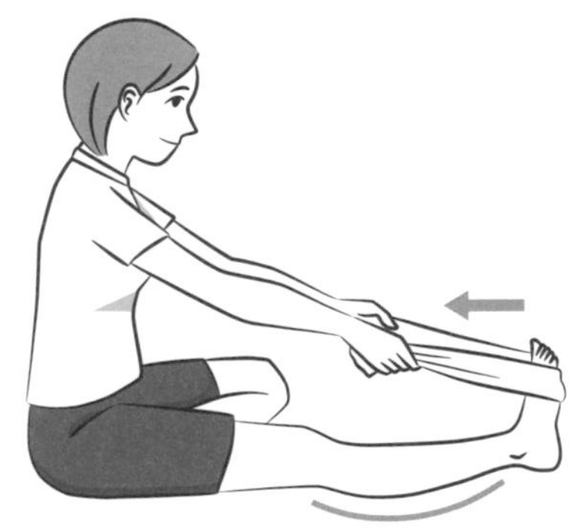

用毛巾拉伸「伸展膝蓋後側」

將毛巾套上腳尖往身體方向拉伸，慢慢伸展膝蓋後側和小腿肚。

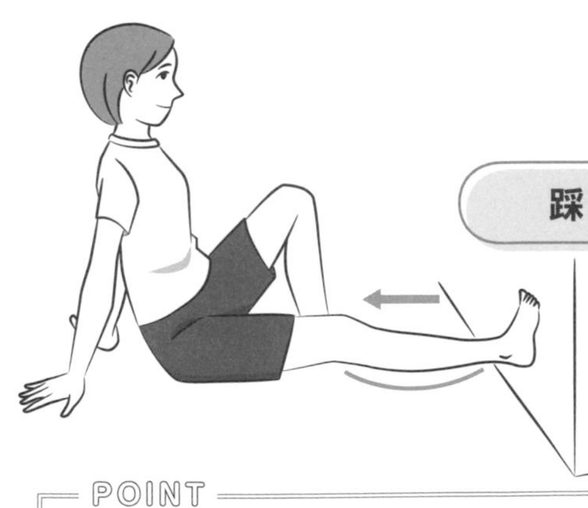

踩牆壁「伸展膝蓋後側」

將腳底踩在牆壁上，慢慢伸展膝蓋後側和小腿肚。

POINT

＊3種方法的伸展效果相同。容易抽筋者可事先將毛巾放在枕頭旁邊備用。
＊應持續做到腳抽筋狀況解除，且疼痛緩和為止。一邊做一邊深呼吸為佳。

當伸展膝蓋後側仍無法改善，可嘗試「伸展小腿肚」

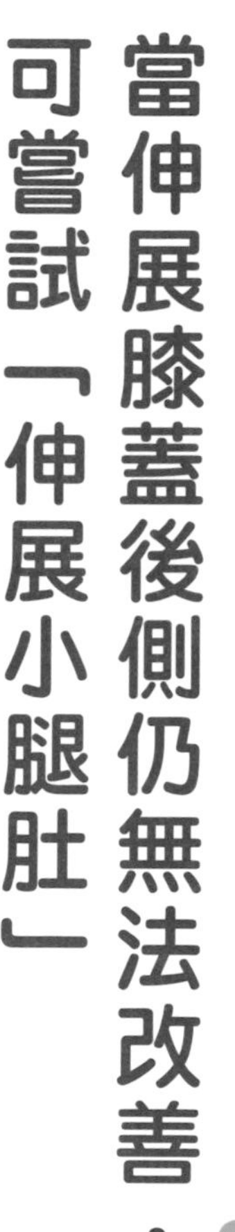

最容易發生腓腸肌痙攣的部位，便是小腿肚表層的腓腹肌。但有時更深層的「比目魚肌」也會抽筋。當伸展膝蓋後側後仍無法改善腓腸肌痙攣時，請嘗試著「伸展小腿肚」。

伸展小腿肚的做法相當簡單，只要微微屈膝，並讓腳尖緩緩朝向膝蓋方向即可。

腓腸肌自膝蓋上方（股骨下方）延伸至腳踝；比目魚肌則是從膝蓋下方骨頭上側延伸至腳踝。因此微微屈膝將更容易伸展到此部分的肌肉。

若執行時以毛巾和牆壁輔助，更容易伸展到比目魚肌，對於舒緩肌肉痙攣所帶來的疼痛也更有效果。

腓腸肌與膝蓋、踝關節的活動息息相關；比目魚肌則只影響踝關節的活動，主要功能為支撐站姿。

因此，比目魚肌抽筋導致腓腸肌痙攣，較容易發生在工作需久站、常走路、喜歡散步及慢跑的人身上。

「伸展小腿肚」的做法

躺著「伸展小腿肚」

微微屈膝，腳尖緩緩朝向膝蓋方向。

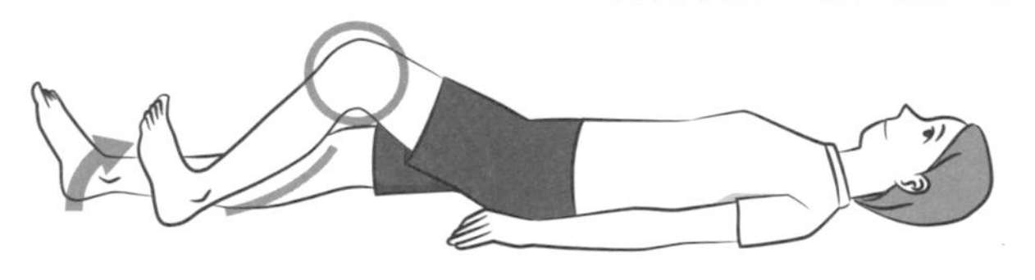

用毛巾「伸展小腿肚」

微微屈膝，將腳朝天花板延伸。並將毛巾套在腳尖上，慢慢往身體方向拉。能使腳跟朝向天花板方向尤佳。

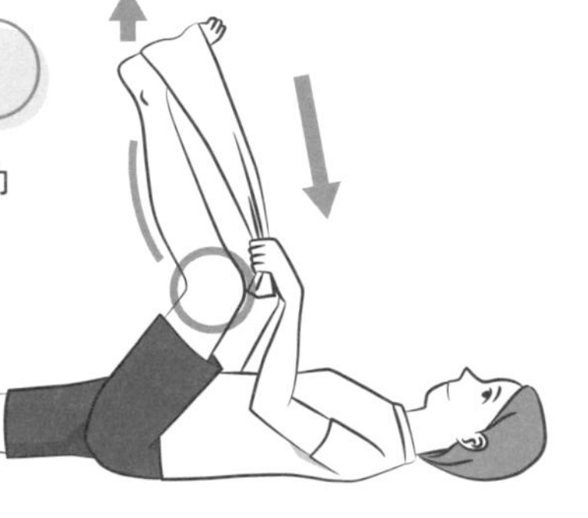

踩牆壁「伸展小腿肚」

稍稍彎曲膝蓋，並讓腳底踩在牆上，腳尖緩緩朝膝蓋方向

POINT

＊前2種方法的效果比踩牆壁更顯著。容易抽筋者可事先將毛巾放在枕頭旁邊備用。

＊應持續做到腳抽筋狀況解除，且疼痛緩和為止。一邊做一邊深呼吸為佳。

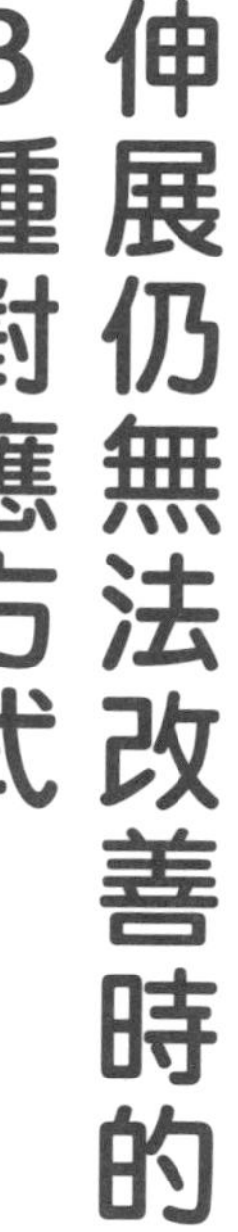

伸展仍無法改善時的3種對應方式

當已經嘗試伸展膝蓋後側和小腿肚，仍無法改善腓腸肌痙攣狀況時，請試試看以下的對應方式。

①先伸展後收縮

將腳踝朝反方向活動，重整肌肉狀態後再伸展。

②補充含有礦物質的水分

為調整電解質異常的狀態，可喝一杯運動飲料或口服補水液。也可以先含著一小撮鹽後再喝水。

③激痛點按摩

部分肌肉與筋膜（包覆肌肉的薄膜狀組織）沾黏所導致的腫塊，有時也可能是疼痛的來源。而這些肌肉腫塊的專業術語為「激痛點」。請參考左頁下圖，多按摩容易產生激痛點的區塊。

但當肌肉疼痛持續1週以上，則可能為肌肉斷裂（肌肉拉傷）。若用手指按壓時會感到疼痛，或有腫起及內出血等狀況時，切勿勉強自己活動，請前往骨科看診。

無法改善腓腸肌痙攣狀況時

①先伸展後收縮

將腳踝朝向手的方向後再伸展。

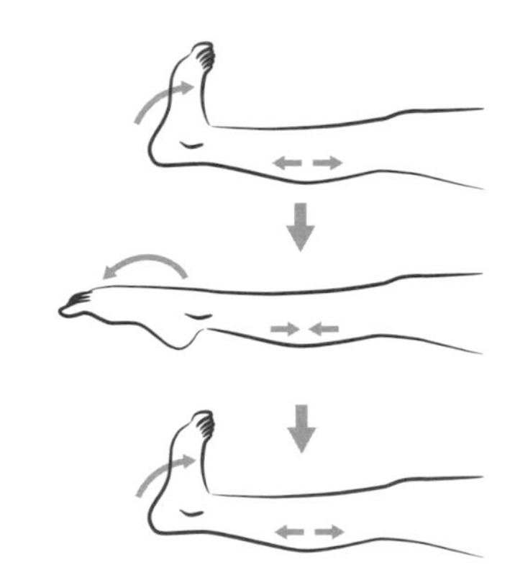

②補充含有礦物質的水分

飲用口服補水液及運動飲料等含有礦物質的飲品。

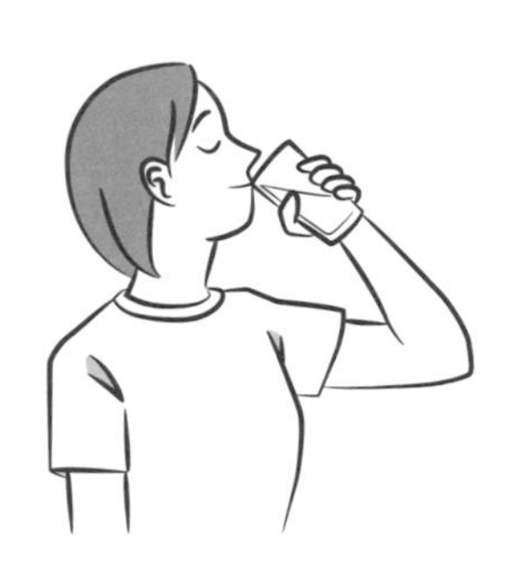

③激痛點按摩

輕輕按摩激痛點周邊，鬆開筋與筋膜之間的沾黏，便能緩解疼痛。

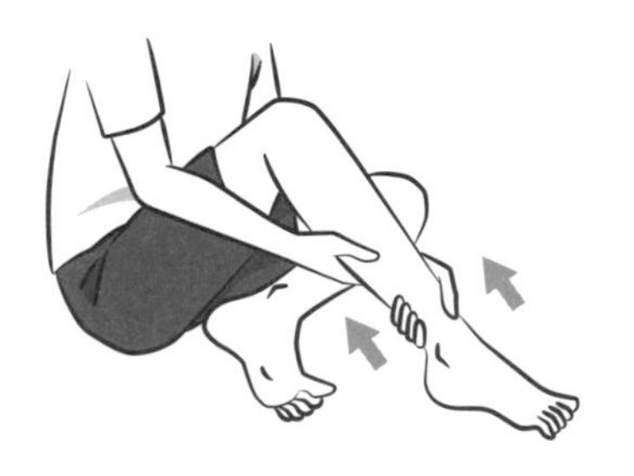

容易出現激痛點的部位

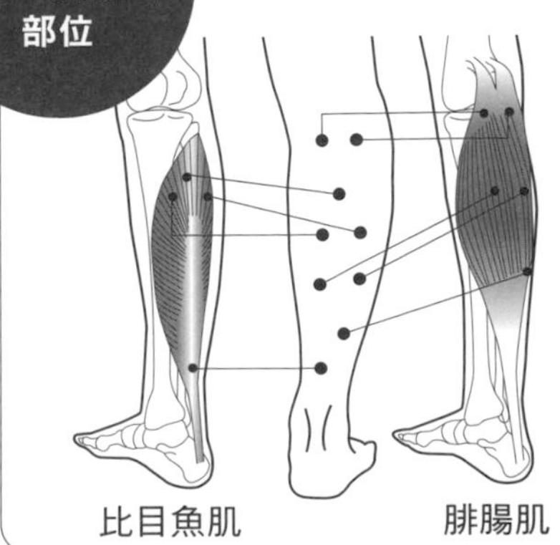

●黑點周遭容易因筋和筋膜沾黏，而導致出現激痛點。

先用手指輕壓。若發現特別疼痛的部位（壓痛點），該部位就可能是激痛點。

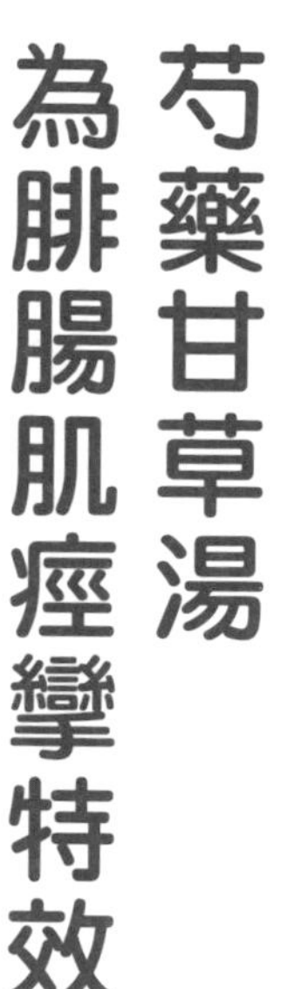

芍藥甘草湯 為腓腸肌痙攣特效藥

「芍藥甘草湯」是長久以來登山客所熟知的中藥。其中含有具鎮痛效果的芍藥，以及抗發炎的甘草藥材。芍藥甘草湯具有緩解肌肉緊繃及舒緩疼痛的作用，可在發生突發性劇痛及肌肉痙攣時服用。是一種非常適合用於預防及改善肌肉抽筋和腓腸肌痙攣的中藥。

一般會做成粉末或顆粒狀。當睡眠中發生腓腸肌痙攣，只要口含少許，便能在短時間內達到鎮痛效果。而且，只要在爬山、運動以及睡前等時刻服用，便能達到預防肌肉抽筋及腓腸肌痙攣的效果。

但配方中的甘草可能產生高血壓、浮腫、低血鉀症等副作用。若長期飲用，也可能導致體內礦物質失衡。若平時有服用藥物者，請先與醫師商量後再服用此配方。

此外，雖然不如芍藥甘草湯能立即見效，貼布等外用藥也具有緩解腓腸肌痙攣的功效，較常抽筋者可備在身邊。

有效改善腓腸肌痙攣的中藥、外用藥

藥物種類	藥名	功能、效果
中藥	芍藥甘草湯	是由芍藥與甘草調製而成的中藥。除了腓腸肌痙攣外，還能用於改善腰痛、腹痛等伴隨著肌肉痙攣的疼痛。以立即見效為人所知。
外用藥	吲哚美辛	為非類固醇性抗發炎藥（NSAIDs），被用於改善肩膀僵硬及肌肉疼痛上。具有緩解肌肉疲勞的作用，亦有舒緩腓腸肌痙攣的效果。具有藥膏、乳霜、貼布等形式。
外用藥	聯苯乙酸	為非類固醇性抗發炎藥（NSAIDs），用於肌肉和關節，改善退化性關節炎、腱鞘炎、肌肉痛等症狀。此外，亦有舒緩腓腸肌痙攣的效果。具有藥膏、乳霜、貼布、乳液等形式。

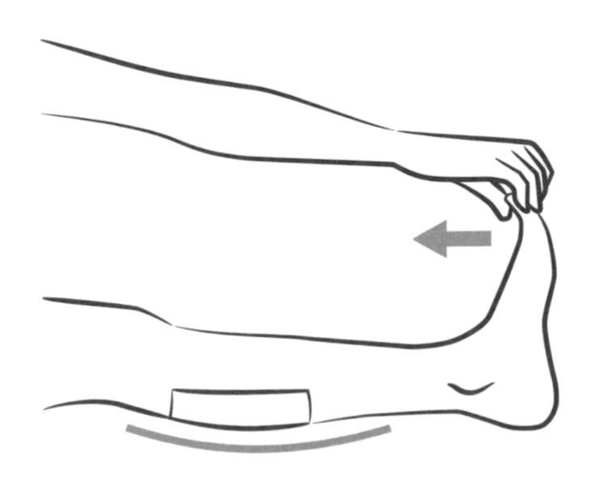

使用外用藥，配合「伸展膝蓋後側」等方法亦相當有效。

預防抽筋「碼頭姿勢」

小腿肚的疲勞及浮腫，是走路及睡眠中發生腳抽筋及腓腸肌痙攣的原因。因此當感到腳部疲累時，請試著做「碼頭姿勢」來預防抽筋吧！

此伸展動作正如其名稱，來自於電影中水手在碼頭常做的經典姿勢。雖然動作簡單，但不僅能伸展到小腿肚上的腓腸肌，連膝蓋後側至大腿後側肌群（大腿二頭肌、半膜肌、半腱肌等大腿後側肌肉的總稱）的整個下肢後側都能輕鬆伸展。

容易腳抽筋的人，也能藉由這個姿勢，放鬆容易僵硬的膝蓋後側，並促進小腿肚的血液循環，達到舒緩疲勞的效果。

事實上，也有許多患者在日常生活持續操作這個動作後，提升腿部肌力，且睡眠中不再發生腓腸肌痙攣的狀況。

只要有階梯或椅子等有高度落差的地方，便能簡單操作。可利用外出、站立工作、走路、運動前後及就寢前等時間。每天請執行2～3次。

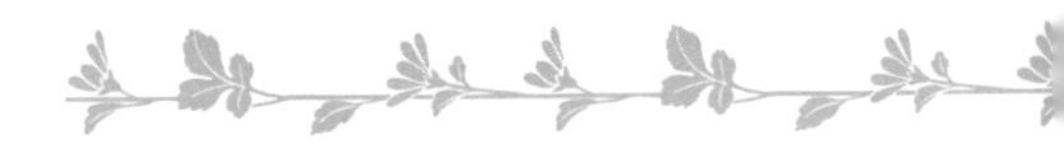

「碼頭姿勢」的做法

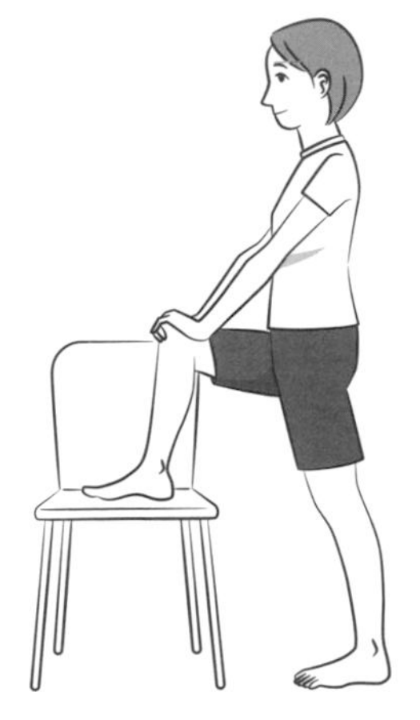

1 將單腳踩在穩固的椅子或階梯上，並將雙手置於大腿。

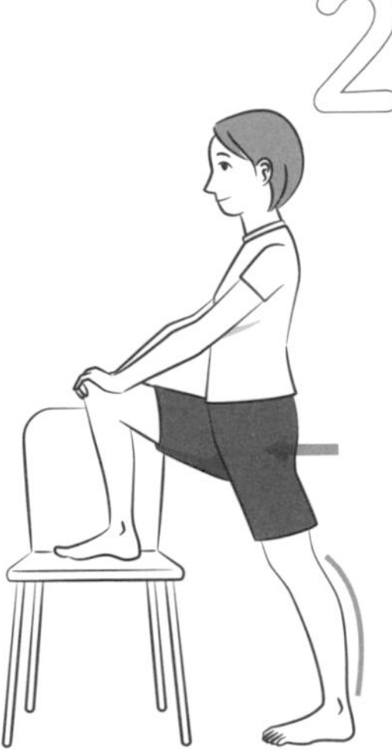

2 大口吐氣，將重量放在前側腳上。後腳腳跟著地，慢慢伸展小腿肚和膝蓋後側。
深呼吸，並維持此姿勢30秒。

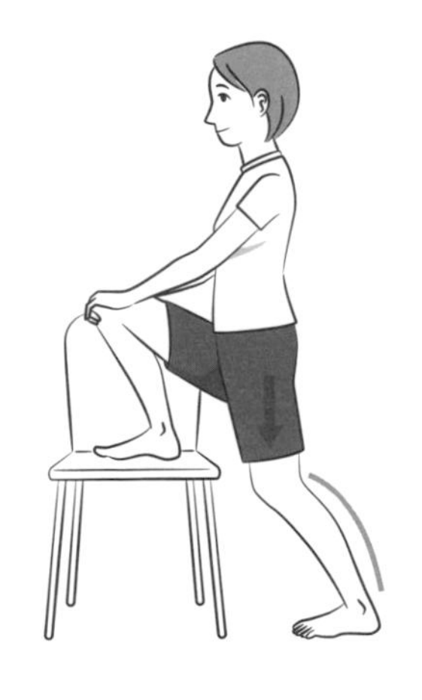

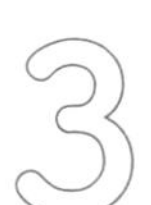

稍微下蹲，腳跟維持貼地，後腳膝蓋彎曲並維持5秒。
左右腳交替，對側腳也做相同動作。

POINT

* 將重量放在前腳時，請留意後腳腳跟必須著地。
* 無法伸展膝蓋者，切勿勉強。持續執行碼頭姿勢，將能增加柔軟度。
* 1天執行2～3次為佳。
* 椅子和階梯高度以30～50公分為佳。

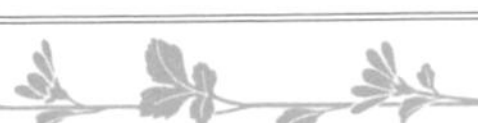

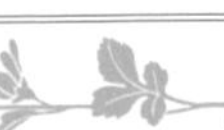

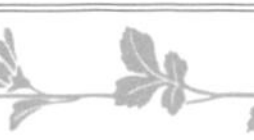

忙裡偷閒「坐著伸展」

你是否也曾在辦公或看電影等久坐之後，感到雙腿非常沈重呢？

由於小腿肚與血液的幫浦——心臟距離非常遙遠，因此當我們久坐未活動肌肉，血液及淋巴循環就會變差，肌肉也因此容易腫脹、僵硬。

當血液和淋巴循環變差，腳尖就會變得冰冷，原應供給至小腿肚的氧和營養素也會跟著減少。有時也會因此引發腳抽筋及腓腸肌痙攣。

為了預防這種狀況，請嘗試看看「坐著伸展」吧。連容易頭暈、不擅長站著伸展的人也能做。

就算是不太需要久坐的人也能得到效果。這個伸展方式也是一種微微鍛鍊肌肉的方式。坐著伸展的優點便是只要持之以恆，就能無負擔地增加下半身的肌肉量。

睡覺時容易發生腓腸肌痙攣者，建議可以先泡澡溫暖小腿肚，並在好好按摩後，於睡前坐著伸展。

「坐著伸展」的做法

①坐在椅子上，大口吐氣，並舉單腳停在半空中。只需儘可能將腳抬高即可。

②感受小腿肚的伸展，並抬高、放下30次。

③左右腳交替，做①②的步驟。

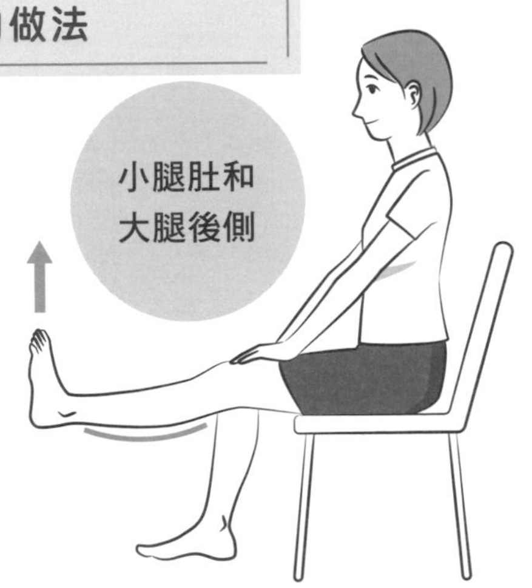

小腿肚和腳踝

坐在椅子上，讓腳跟著地，將腳尖抬高、放下30次。

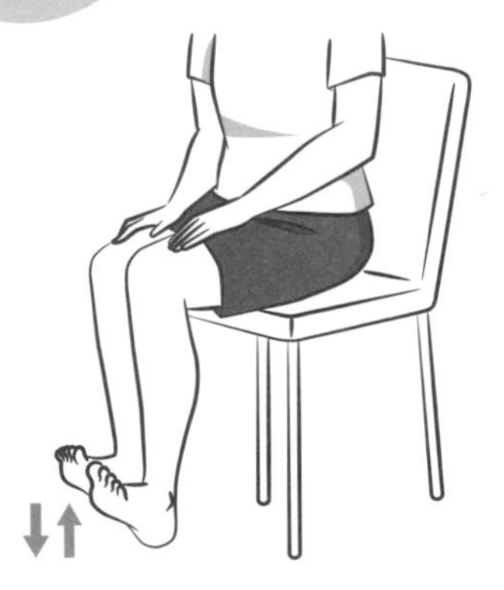

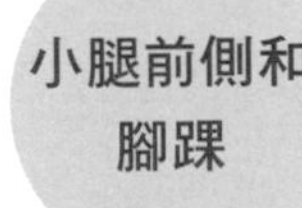

坐在椅子上，讓腳尖著地，將腳跟抬高、放下30次。

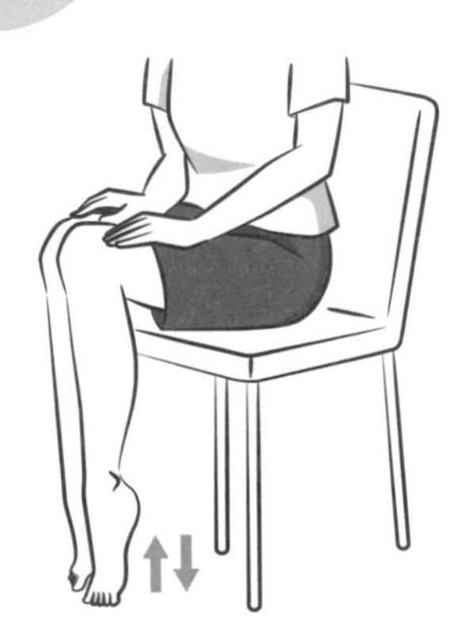

POINT

＊每天執行上述3項伸展，將獲得顯著效果。若是時間不夠，亦可挑選其中1項執行。

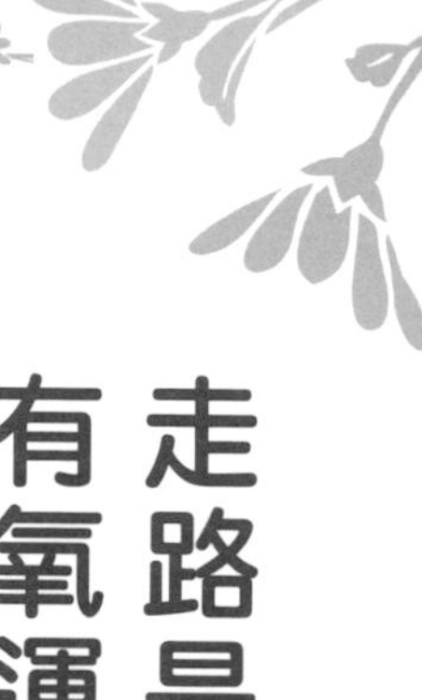

走路是良好的有氧運動

提到簡單又具有高度健康效果的運動，非「走路」莫屬了。走路能讓身體獲得氧氣，將體內脂肪轉換為能量，是一種代表性的有氧運動。不僅能促進血液循環，若養成持續走路的習慣，還能增加下肢肌肉量，十分有助於預防腓腸肌痙攣

走路也能預防、改善肥胖、糖尿病、高血壓等各種疾病。特別是長者，為避免得到「肌少症」（肌肉量減少，肌力、身體功能低下的狀態）提升臥床風險，請務必試著開始養成走路習慣。

可從一天散步10分鐘左右的程度開始嘗試。平時運動不足的人若突然走長距離或爬坡，將對小腿肚的肌肉造成負擔，甚至可能使腳更容易發生抽筋。

最近市面上出了如計步器、記錄行走距離的APP等輔助走路的工具。若天候不佳，則推薦做P46介紹的「肌肉放鬆操」。請多方嘗試並享受其中，以便維持良好的運動習慣。

良好的走路祕訣

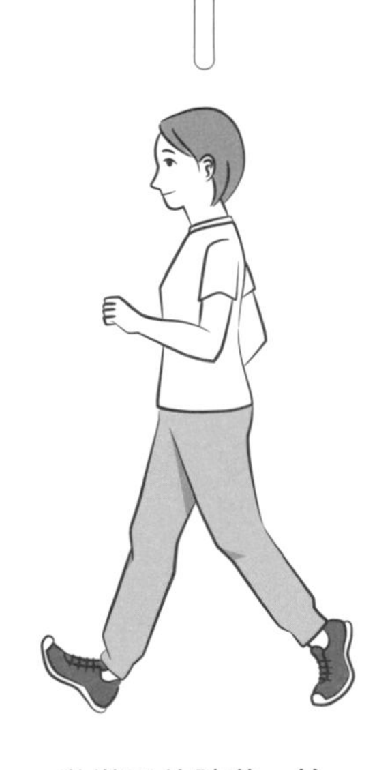

1

微微延伸膝蓋，抬高腳尖，從腳跟著地。

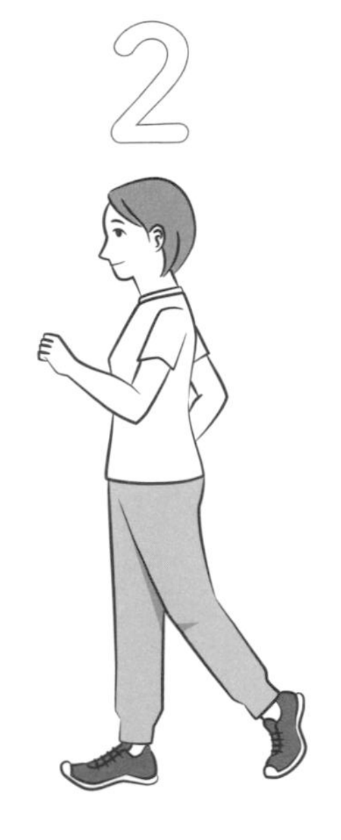

2

迅速將身體重量放在著地的腳跟上。

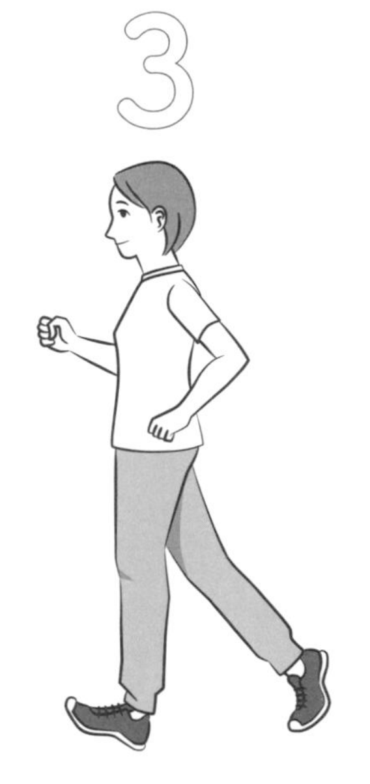

3

走路的時候注意雙腳輪流做 1、2 的動作。

POINT

＊想像頭頂上有一條線拉著，挺直背部。
＊輕輕展開胸膛，讓肩胛骨彼此靠近。
＊下腹出力、收緊。
＊想像手肘被向後拉，且有節奏地擺動手臂（肩膀不出力）。
＊一天只散步 10 分鐘也沒關係。待習慣後，增加至每天走 30 分鐘到 1 小時為佳。

在家也能做的簡單「肌肉放鬆操」

當下雨無法出門走路時，推薦各位可以在家做「肌肉放鬆操」。

透過一邊呼吸「吸氣（從鼻子吸氣）」、「呼氣（從嘴巴吐氣）」，一邊跨大步，並左右揮舞手臂的簡單動作，便能有效率地放鬆許多肌肉，達到鍛鍊效果。為維持健康，我每週也會做3～4次，也深切體會到其中效果。

跨步動作能鍛鍊髂腰肌（髂肌、腰大肌、腰小肌的總稱）。髂腰肌位於腰部深處，在走路的動作中扮演著相當重要的角色，就讓我們來好好鍛鍊它吧！

而手臂向左右擺動的動作則能放鬆胸大肌、闊背肌、肱二頭肌、三角肌、肩胛骨附近的斜方肌，以及提肩胛肌等活動手臂時會運用到的肌肉。還能促進血液循環，讓全身暖和起來。

此外，透過反覆有節奏地呼吸，也能鍛鍊包圍軀幹，並支撐腰椎（腰部的脊椎）的腹橫肌。

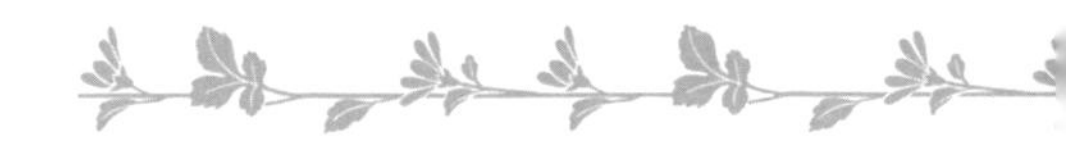

「肌肉放鬆操」的做法

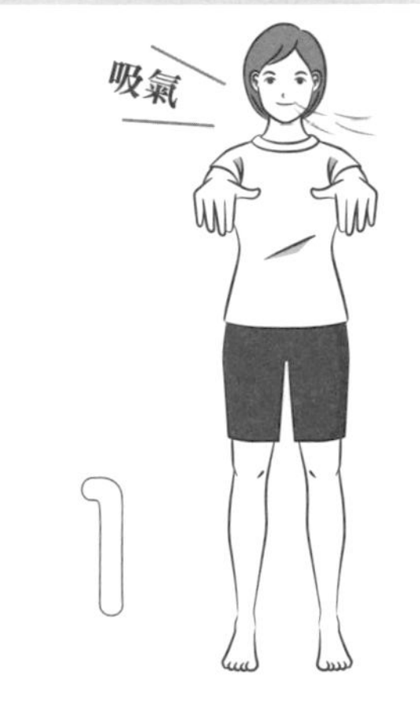

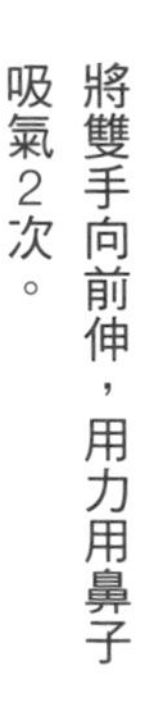

將雙手向前伸，用力用鼻子吸氣2次。

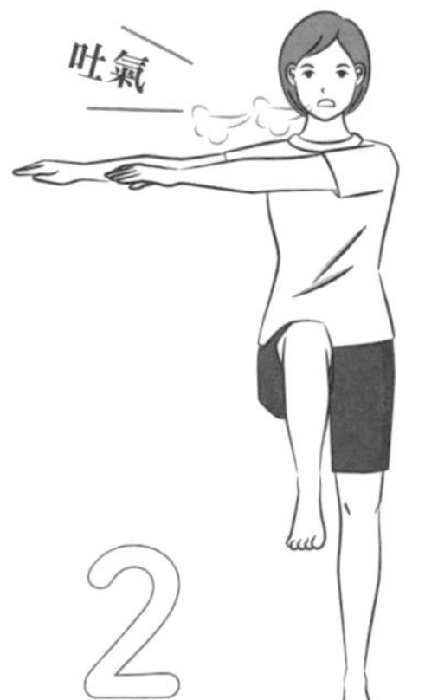

嘴巴吐氣2次，將雙手向右大力揮舞，同時抬起右腳。

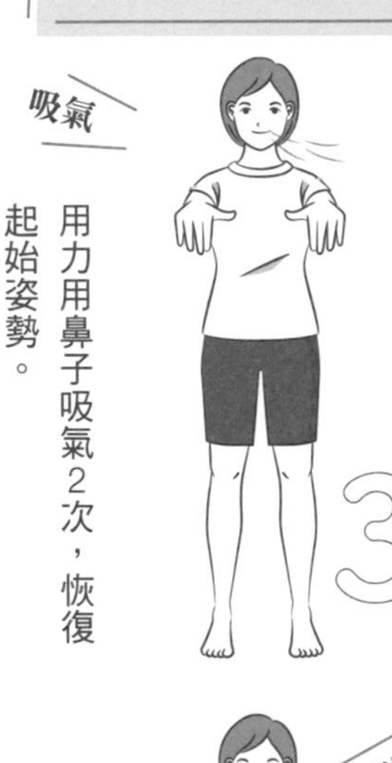

用力用鼻子吸氣2次，恢復起始姿勢。

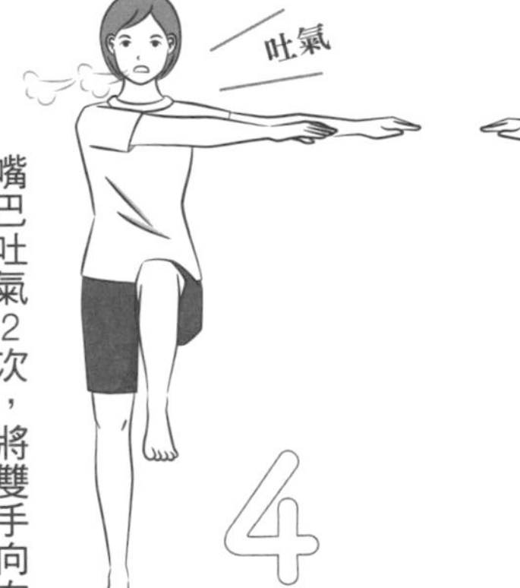

嘴巴吐氣2次，將雙手向左大力揮舞，同時抬起左腳。

※重複1～4的動作。

POINT

* 抬腿時不用勉強，抬到自己的極限即可。待習慣動作後，將膝蓋抬高至腰部以上將更有效果。
* 無法順利執行者，只要先從呼吸和踏步開始即可。待習慣後再加入揮舞雙手的動作。
* 單腳站立會感到暈眩者，可扶著牆壁或扶手，一次做單側。
* 一天做5～10分鐘。配合自己喜歡的音樂，能更有動力持續下去。

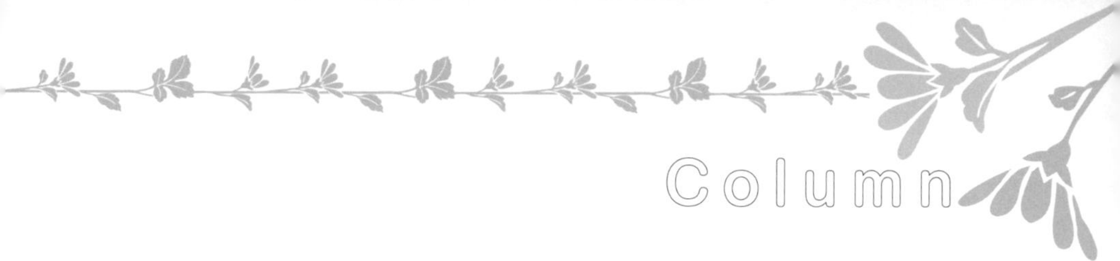

該在何時做運動？

預防、改善腳抽筋和腓腸肌痙攣的運動，在「①活動前後」、「②久坐後」、「③睡前」執行效果最佳。

①由於走路和外出的長時間步行、運動、站著工作等動作都會造成肌肉負擔，容易導致腳抽筋。因此請養成在走路前後做「碼頭姿勢」、「肌肉放鬆操」等伸展的習慣吧。如此一來便能放鬆肌肉，促進血液循環，使活動起來更順暢，也能加速肌肉從疲勞中恢復的速度。

②久坐時，臀部及大腿會受到自身體重壓迫，導致血液循環變差。因此請每個小時起身活動身體一次，或是從事可以坐著做的運動。運動完畢後，請著重能伸展膝蓋後側及大腿後側的運動吧。

③容易在睡眠中及清晨發生腓腸肌痙攣者，請在睡前也做一些小運動。在洗澡後身體暖和的狀態下活動身體，將能洗淨一整天的疲勞，整個人也會神清氣爽。

預防腓腸肌痙攣少不了水分補給。在活動身體後，請別忘記補充１至２杯水。即便不認為自己有大量流汗，水分仍可能自體表蒸發，導致體內的水分減少。

Part 3

依據原因、症狀 預防腓腸肌痙攣

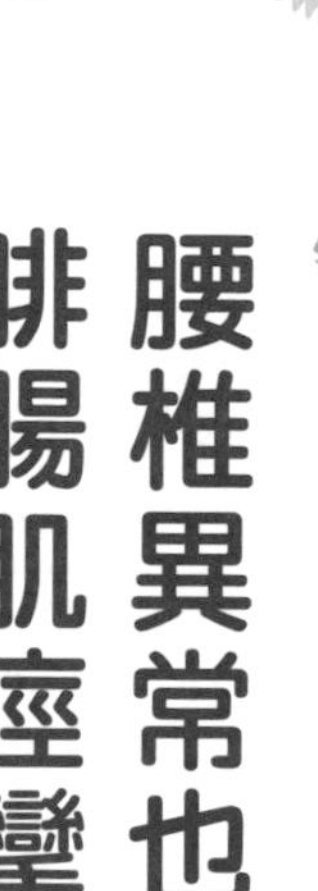

腰椎異常也會引起腓腸肌痙攣

在容易引發腳抽筋、腓腸肌痙攣的疾病當中，也包含腰椎和椎間盤的相關疾病。

其中最具代表性的疾病有兩種。其一為「腰部椎管狹窄症」。這是一種會因年齡增長及勞動導致椎間盤出現變化，使神經所通過的椎管變狹窄的疾病。間歇性跛行為其代表性症狀。（詳情請見Ｐ53）

其二為「腰椎椎間盤突出」。這是一種由椎間盤破裂等原因，導致其中組織流出並壓迫到神經的疾病。當沒有間歇性跛行，但腰痛及麻痺等症狀明顯時，就應思考患有腰椎椎間盤突出的可能性。（詳情請見Ｐ58）

這兩種疾病都常會導致腰痛、腓腸肌痙攣、腳及臀部疼痛、麻痺等症狀。

除此之外，當第二腰椎至第四腰椎出現異常時，大腿會出現症狀；第四、五腰椎出現異常時，則是小腿肚內外、外側和小腿前側容易發生抽筋。要是有以上症狀，請先從腳尖等能動的部位開始慢慢活動。

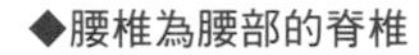

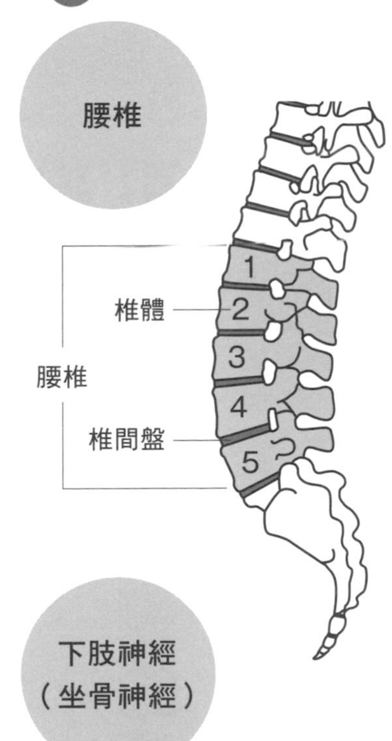

◆腰椎為腰部的脊椎

◆層層堆疊的骨頭為「椎體」

◆「椎間盤」為骨頭（椎體）之間的軟骨組織

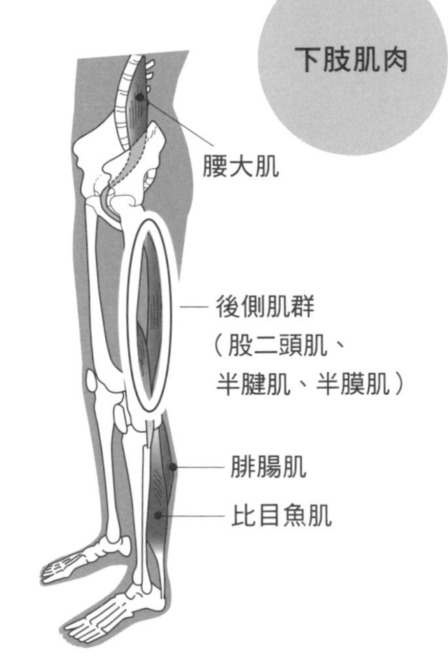

與腰椎相連的腰大肌和大腿後側肌群、腓腸肌、比目魚肌會連動運作。當腰部受傷，也容易對下肢的後側肌肉造成負擔，使肌肉疲勞及血流量不足，導致腳抽筋。

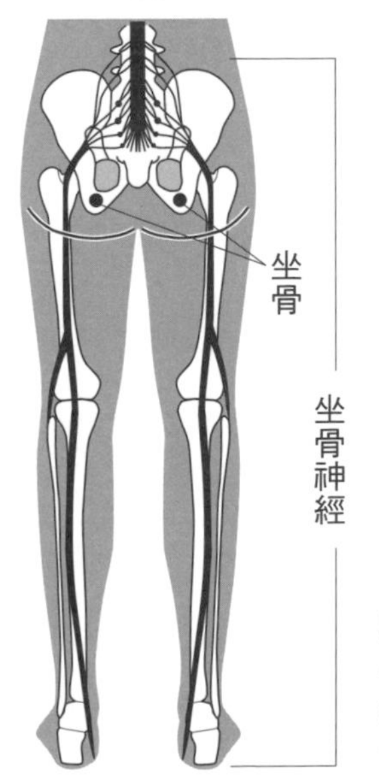

腰椎神經與從腰部延伸至大腿後側、膝蓋後側、小腿肚、腳踝、腳尖的坐骨神經相連。當腰椎神經發生異常，就會透過坐骨神經影響整個下肢，也與腳抽筋息息相關。

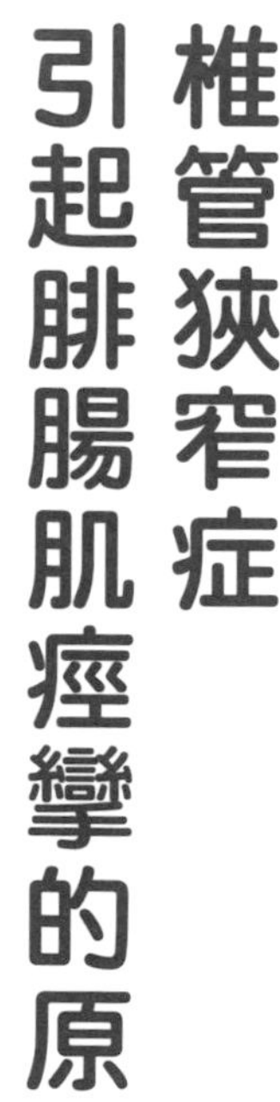

椎管狹窄症引起腓腸肌痙攣的原因

腰部椎管狹窄症（以下稱為椎管狹窄症）是一種腰椎中的椎管因年齡增長等原因變狹窄，使其中神經遭到壓迫，導致下半身疼痛和麻痺、腳抽筋、間歇性跛行等各種症狀的疾病。

根據調查，約7成的椎管狹窄症患者有腓腸肌痙攣的症狀。其中大多在睡眠中發生，每週的發生頻率約為1至2次。（※）

椎管內的腰椎神經與從腰延伸至腳尖的坐骨神經相連。當椎管出現異常，便會透過坐骨神經影響小腿肚的肌肉，引起腓腸肌痙攣。

當椎管變窄，壓迫到血管，將使下肢血液循環變差。而疼痛也將使患者想彎腰減緩下肢疼痛。然而這些動作也將導致大腿後側和小腿肚的肌肉緊繃，引發下肢疼痛及抽筋的症狀。

一般來說，患者多半會先選擇使用藥物或復健，看狀況保守治療。而運動及鍛鍊的方法也相當有效（詳情請見P54）。

※慶應義塾大學醫學部 松本ら「夜間下肢痙攣：腰部脊柱管狹窄症患者によくみられる愁訴」2009 年

椎管狹窄症引起之腓腸肌痙攣的特徵

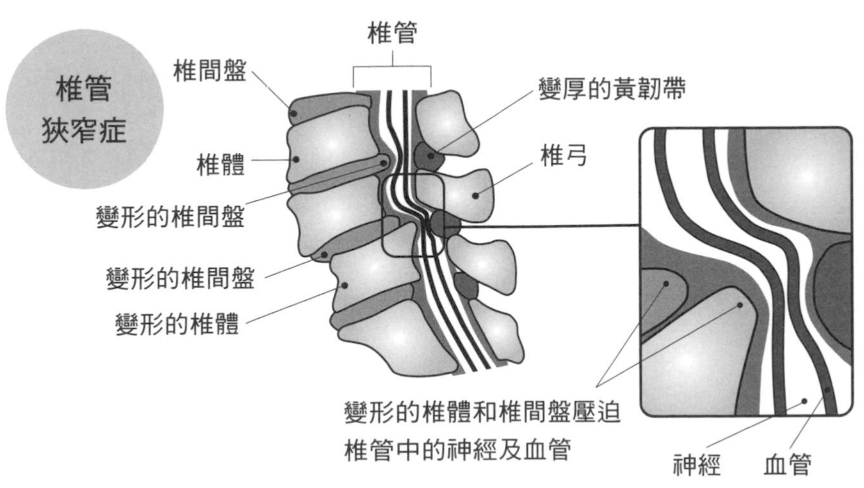

椎管狹窄症容易發生於第四、五椎體，使從此處穿出之神經，以及神經所通過的小腿肚內、外側和小腿前側容易發生抽筋。

椎管狹窄症容易引起的「間歇跛行(※)」為何

※也被稱為間歇性跛行

- 剛開始走路時沒事，但走一陣子後會開始感到疼痛、麻痺而無法走路。光是站著也覺得下半身很沈重。
- 坐下或休息數分鐘後能減緩症狀。
- 接著又能繼續走路了。
- 若需花30分鐘以上才能繼續走路，則可能為下肢血液循環不良。

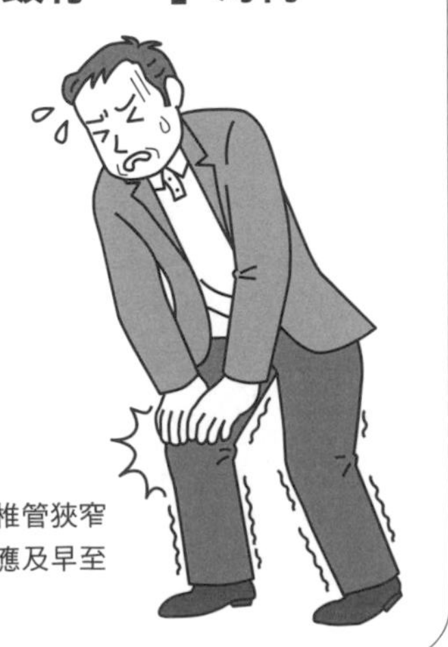

無法長時間步行的間歇性跛行，為椎管狹窄症的代表症狀。當出現自覺症狀，應及早至骨科就醫。

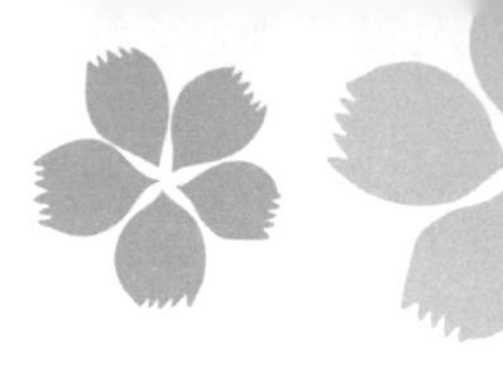

預防椎管狹窄症導致的腳抽筋

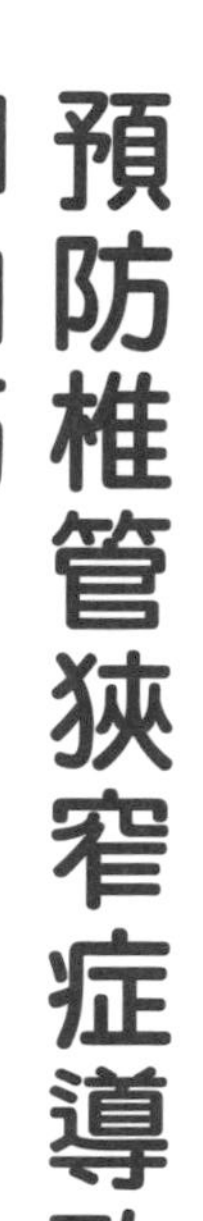

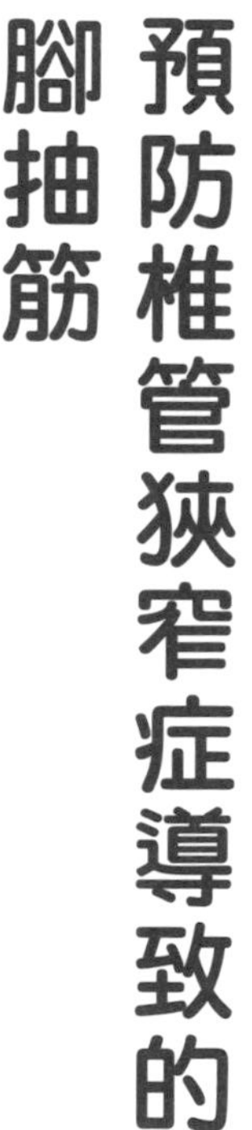

椎管狹窄症是因腰部椎管變得狹窄，壓迫到神經及血管，導致容易腳抽筋及腓腸肌痙攣。也就是說若從事運動等拓寬椎管，促進血液循環後，就能預防令人難受的腓腸肌痙攣。

同時也有望預防、改善椎管狹窄症所造成的腰痛、下半身麻痺、間歇性跛行症狀。

椎管狹窄症患者可做「抱膝仰躺」、「望向肚臍」、「貓式」3項運動。關於詳細做法，將在下一頁起依序介紹，敬請參考。

當因椎管狹窄症而感到疼痛、麻痺時，通常只要向前傾或彎腰就能改善。這些運動也是透過彎腰拓寬椎管、提升血液循環，十分有效。可以在3項運動中挑選對自己來說最輕鬆的方法來做。

雖然開始做這些動作後之後，能迅速治好疼痛及麻痺症狀，但若在做動作時會感到難受，請嘗試另外兩個做法。

「抱膝仰躺」的做法

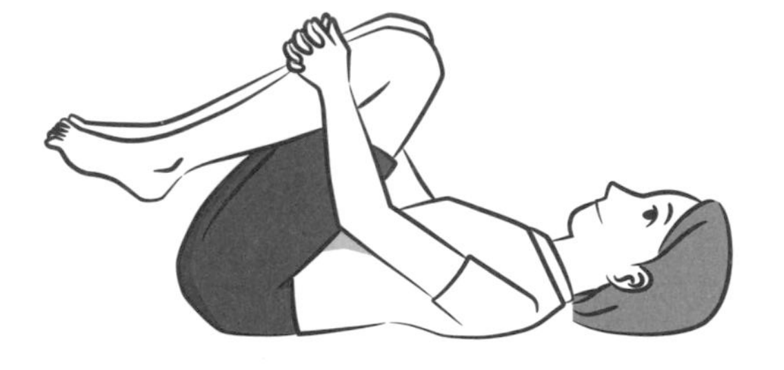

1

仰躺，雙手抱膝。

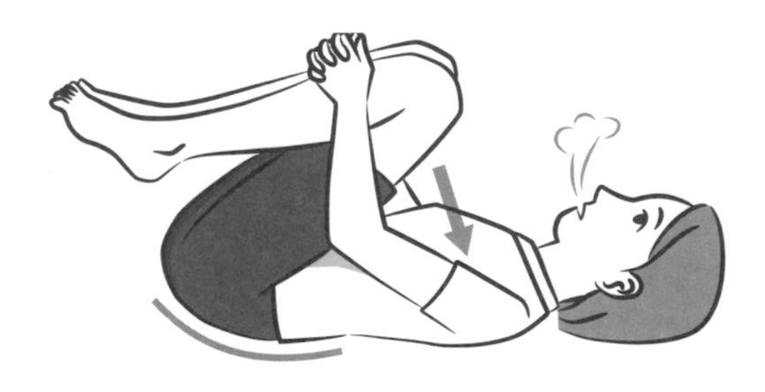

2

吐氣，雙手將膝蓋拉近胸口，讓腰部呈現彎曲狀態。接著維持此姿勢5秒。

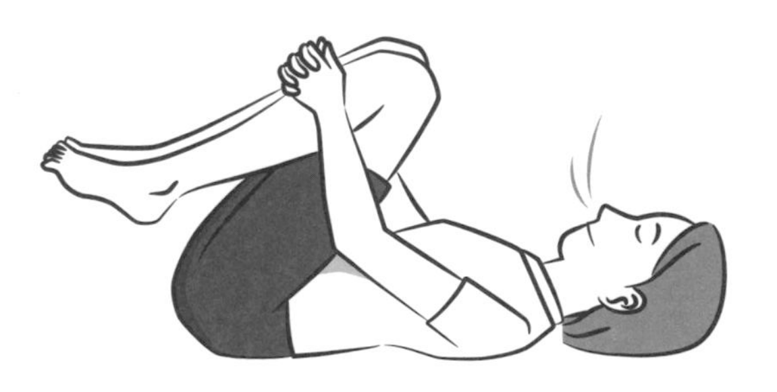

3

吸氣後放鬆，回到1的姿勢。重複10次1～3的步驟為一組。

POINT

＊早晚各做1組。
＊操作時注意腰部確實彎曲。
＊若在動作時感到疼痛或麻痺，請將雙腳放在椅子上，彎腰休息。

「望向肚臍」的做法

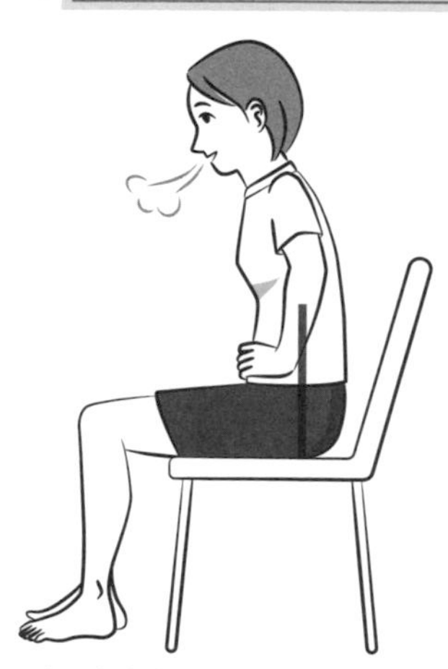

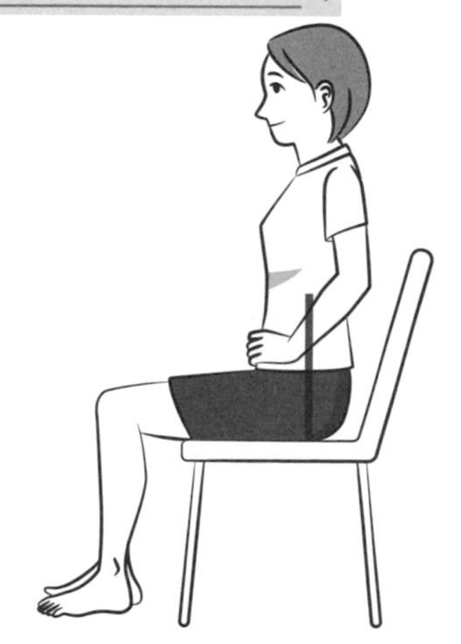

1 坐在椅子上，將手放於腰部，使骨盆直立。

2 吐氣讓腹部出力向內凹，在骨盆直立狀態下慢慢彎腰。

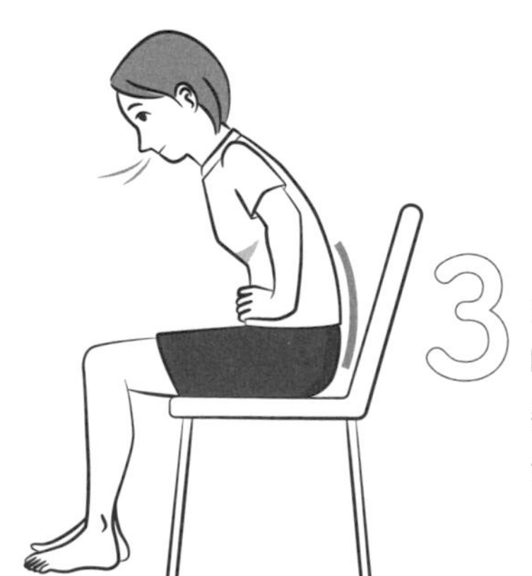

3 用望向肚臍的姿勢，一邊吸氣，一邊慢慢恢復 1 的姿勢。重複3次 1～3 的步驟為一組。

POINT

＊一天應做2～3組。

＊步驟 2 、 3 的動作應花10秒左右慢慢執行，請留意骨盆應保持直立狀態。

「貓式」的做法

1 呈現四足跪姿，手掌位於肩膀下方，膝蓋位於腰部下方。下腹出力向內收。

2 一邊吸氣，一邊慢慢讓頸部至脊椎、腰部慢慢拱起為拱橋狀。在最高點時繼續保持自然的呼吸狀態，並維持姿勢10秒。

3 一邊吐氣，一邊慢慢恢復姿勢1。重複3次1～3的步驟為一組。

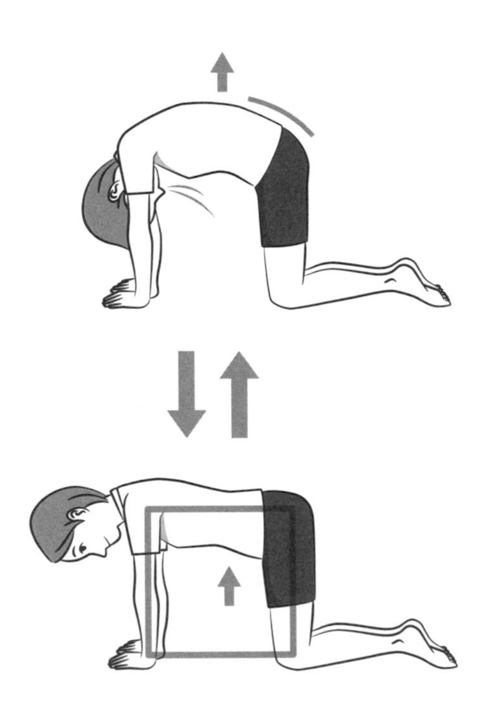

POINT

＊一天應做2～3組。

＊請注意避免腰椎前凸，或只有頸部彎曲。

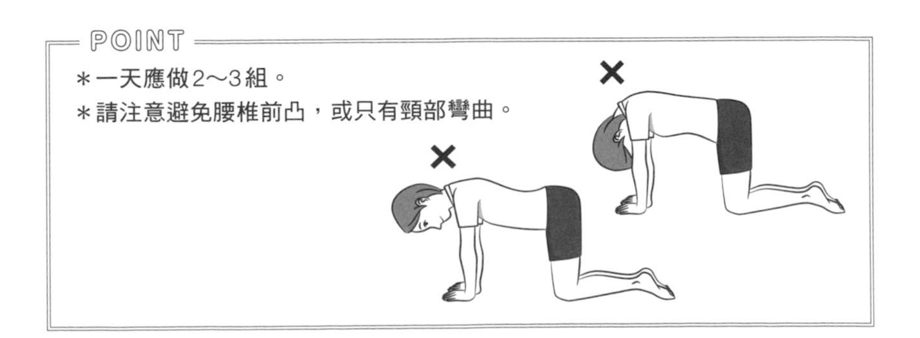

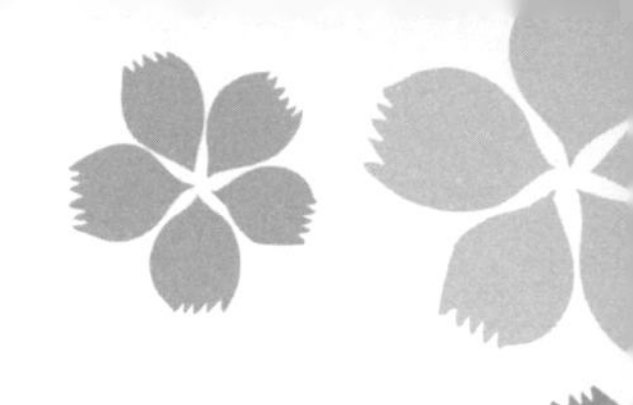

椎間盤突出引起腳抽筋的原因

椎間盤突出，即為椎間盤中名為髓核的組織擠出、位移，壓迫附近神經，造成下肢疼痛、腳抽筋等症狀。發生椎間盤突出的主因為年齡增長導致髓核出現變化。

髓核屬於膠狀組織，其水分和柔軟度會隨著年齡降低。且當椎間盤的纖維輪組織發生龜裂，有時會導致髓核位移。發生在腰椎即為腰椎椎間盤突出。當壓迫到下肢神經，導致發炎，將引發下肢疼痛及坐骨神經痛、腳抽筋等症狀。

這些症狀多半為長時間從事辦公室作業、開車、彎腰作業等動作，以及反覆做對腰部造成負擔的動作所引起。此外，髓核在我們還年輕的階段就會開始老化，因此雖然椎間盤突出主要發生在二、三十歲重度勞動的男性身上，但亦有四十歲以上的人以及女性罹患。

在椎間盤突出的病例之中，有些人是藉由穿束腰的保守療法自然痊癒，但還是復健及骨盆牽引等物理療法較為常見。

正常的腰椎與有椎間盤突出的腰椎

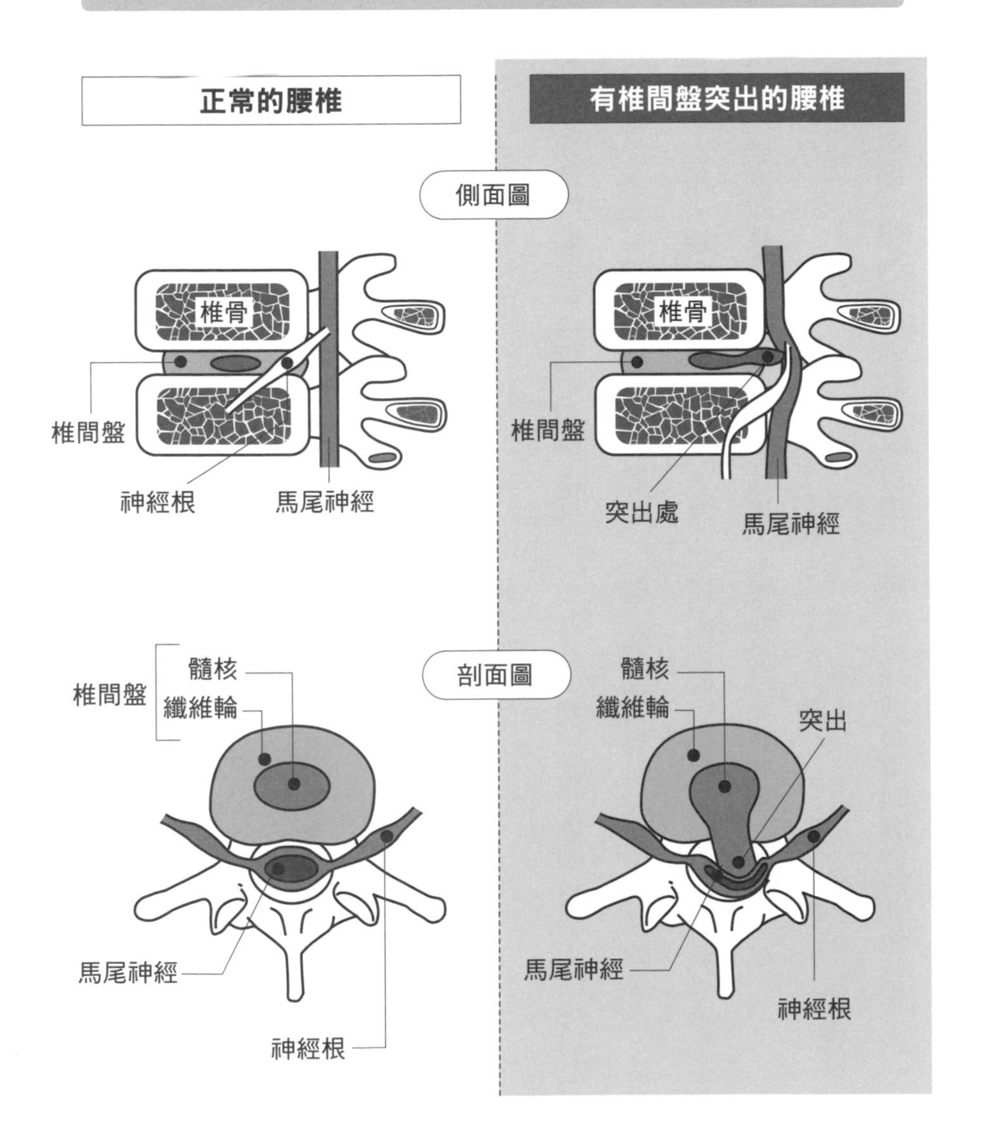

椎間盤突出引起腳抽筋的特徵

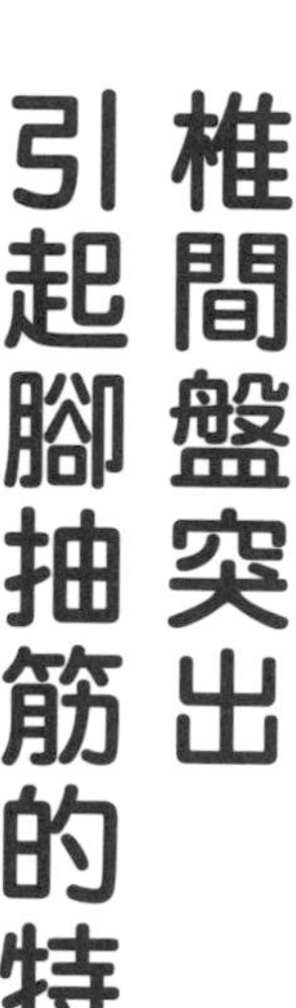

約9成的椎間盤突出，都發生在五節腰椎中的第四、五腰椎之間，以及第五節腰椎和薦骨之間的單側。

下肢會透過此處穿出的坐骨神經，感受到放射痛（距離問題部位遙遠的部位出現疼痛）、麻痺、運動障礙、腳抽筋等問題。

而延伸自大腦中樞神經的「脊髓」，其分支出的神經依據其分佈位置，支配著身體不同區塊的肌肉。

這稱為「肌節（肌肉支配範圍）」。但由於從容易發生椎間盤突出的第五腰椎穿出的神經，負責支配小腿前側肌肉脛前肌，因此比起小腿肚，椎間盤突出者的小腿前側更容易發生抽筋。

此外，為了緩和椎間盤突出的疼痛及不適，腰部容易呈現腰椎前凸的姿勢，使身體前側肌肉容易受到負擔，這也與小腿前側肌肉容易發生抽筋有關。

當小腿前側肌肉發生抽筋，可伸展腳踝，以伸展小腿肚肌肉的動作對應。

肌節（肌肉支配範圍）為何

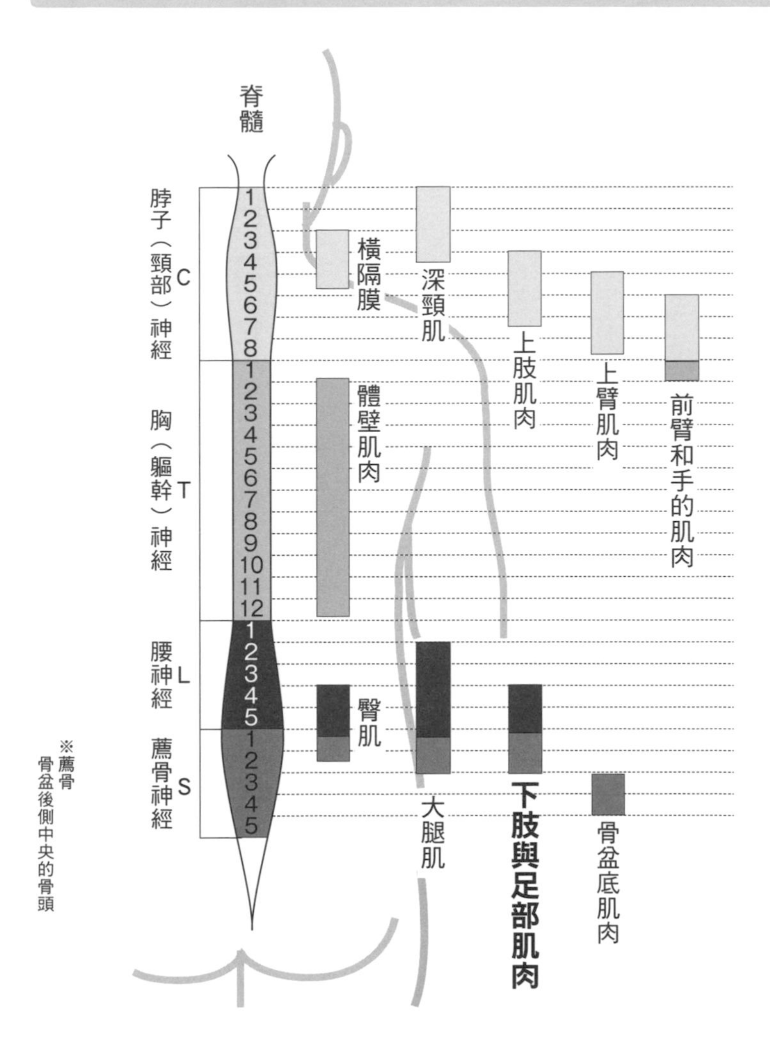

容易發生腰椎椎間盤突出的第四、五腰椎和第一薦骨的神經（圖中L4、L5、S1附近）會影響大腿下側、小腿肚、小腿前側、腳底等處的肌肉。因此當發生椎間盤突出等時，小腿前側和小腿肚容易抽筋。

有效改善椎間盤突出的運動

腰椎間盤突出的症狀，會因長時間前傾的姿勢惡化。這是因為前傾姿勢會對腰椎前側（腹部側）椎間盤造成壓力，導致神經容易受到壓迫。

只要透過下一頁所介紹的「眼鏡蛇式」、「伸展背部」運動，放鬆腰椎前側，便能減輕對椎間盤的負擔，緩和症狀。也有機會能預防令人難受的坐骨神經痛，以及小腿前側肌肉抽筋的症狀。

此外，還能透過「鳥狗式」（P65）的運動鍛鍊體幹肌肉，保持不易對腰部造成負擔的姿勢。體幹肌肉是負責支撐脊椎周邊的肌肉、包覆內臟周圍的腹部肌肉，以及背部肌肉的總稱，多位於身體深處。

而「鳥狗式」能鍛鍊整體體幹肌肉，是一種非常不錯的運動。能有效加強至關重要的體幹肌肉，以支撐身體、並維持正確姿勢。除了能防止、改善椎間盤突出症狀，也能有效預防症狀復發。

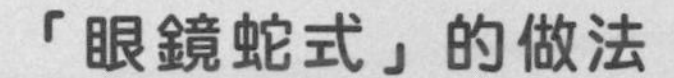

「眼鏡蛇式」的做法

※注意 眼鏡蛇式可能導致有腰部椎管狹窄症等椎間關節問題者症狀惡化。因此有上述問題者，請勿執行此體操。

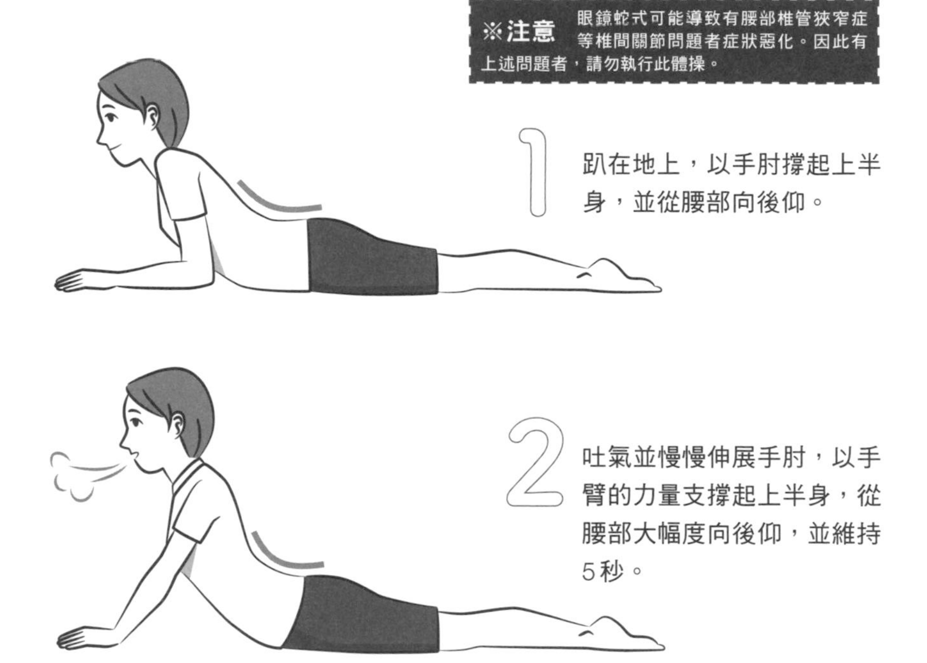

1 趴在地上，以手肘撐起上半身，並從腰部向後仰。

2 吐氣並慢慢伸展手肘，以手臂的力量支撐起上半身，從腰部大幅度向後仰，並維持5秒。

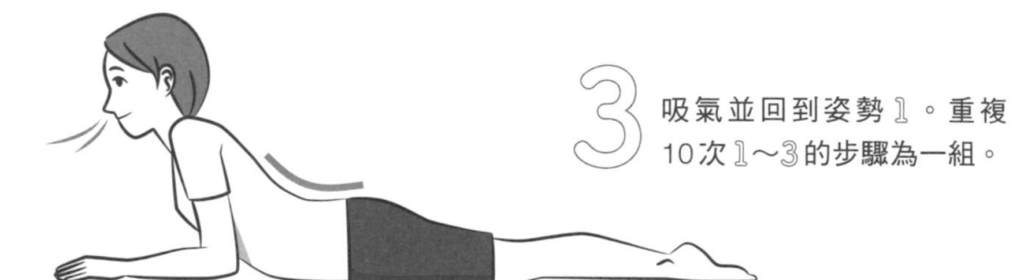

3 吸氣並回到姿勢1。重複10次1～3的步驟為一組。

POINT

＊一天做1組。
＊以手臂的力量撐起上半身，而非背部肌肉。
＊當腰和手臂感到疼痛時應停止動作，不應勉強。

「伸展背部」的做法

※注意 伸展背部可能導致有腰部椎管狹窄症等椎間關節問題者症狀惡化。因此有上述問題者，請勿執行此體操。

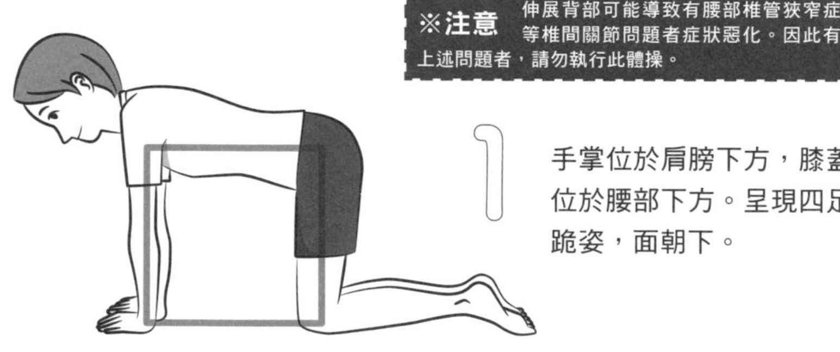

1 手掌位於肩膀下方，膝蓋位於腰部下方。呈現四足跪姿，面朝下。

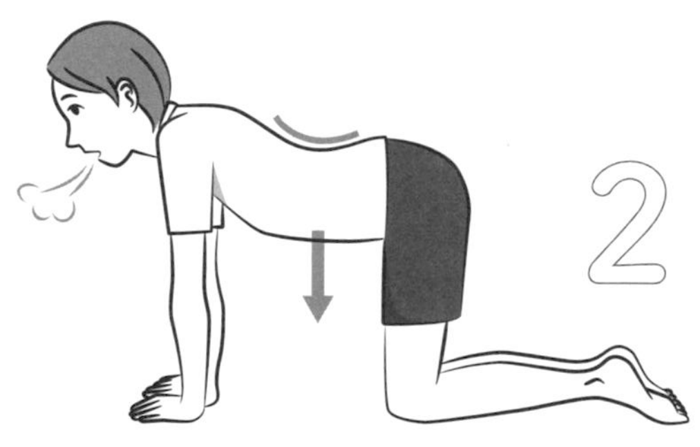

2 吐氣並將臉朝向正面，微微讓背部與腰部向前凹，並維持5秒。

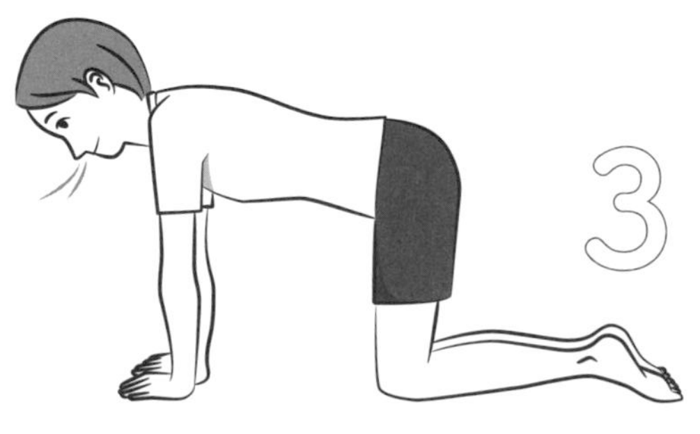

3 吸氣並回到姿勢1。重複10次1～3的步驟為一組。

POINT

＊一天做1組。
＊將背部及腰部向前凹時，儘量讓腹部向地面貼近。

「鳥狗式」的做法

※注意 鳥狗式可能導致有腰部椎管狹窄症等椎間關節問題者症狀惡化。因此有上述問題者，請勿執行此體操。

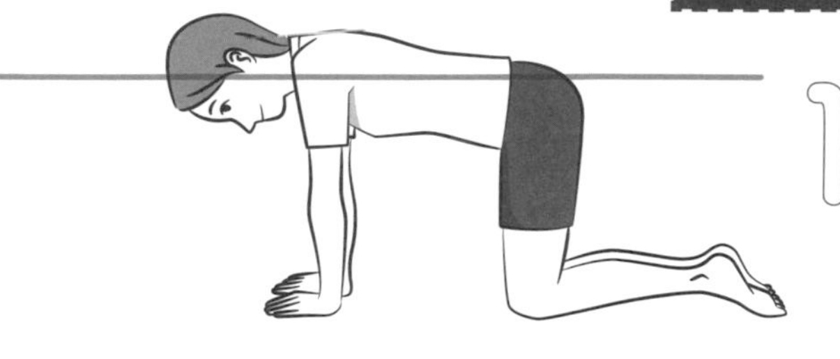

1 手掌位於肩膀下方，膝蓋位於腰部下方。呈現四足跪姿，面朝下。

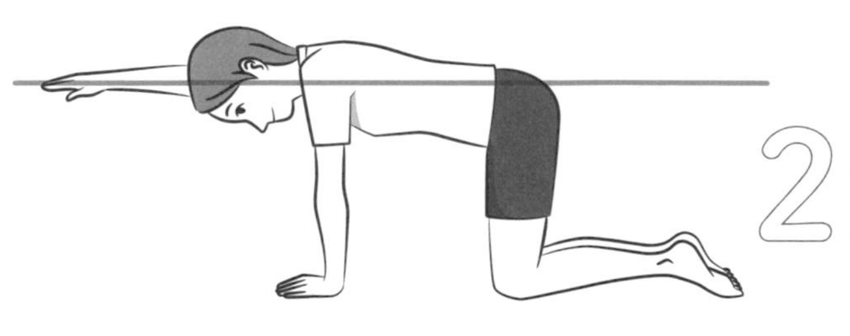

2 一邊呼吸，一邊將右手上舉與地面平行。

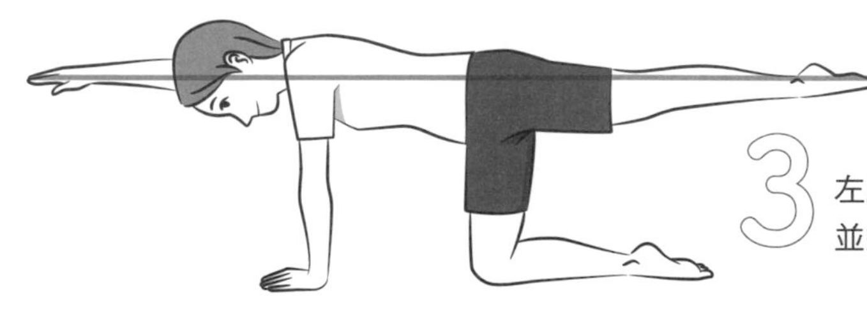

3 左腳上舉與地面平行，並維持10秒。

4 慢慢回到姿勢1，並換邊做2、3步驟。左、右邊各做3次為一組。

POINT

＊一天做2組。
＊當身體搖晃時，不應勉強，而是應先從手腳擇一做起。待取得平衡後再改成手腳同時上舉。

糖尿病患者容易抽筋

糖尿病會因血糖上升，使各種器官出現問題，是一種相當危險的疾病。隨著症狀加劇，可能導致抽筋頻繁發生。但糖尿病與肌肉抽筋之間到底有著什麼關係呢？

糖尿病是因為某些原因，使負責調節血液中葡萄糖濃度的胰島素、荷爾蒙功能衰退，導致高血糖的疾病（※）。高血糖容易傷害血管內壁，導致動脈硬化，使血液循環變差，引發肌肉抽筋和腓腸肌痙攣。

此外，若未治療糖尿病，經5～15年便會傷害末梢神經，引發「糖尿病神經病變」、「糖尿病腎病變」、「糖尿病視網膜病變」等併發症的風險也會隨之升高。

肌肉抽筋的症狀與神經病變也息息相關。當末梢神經的功能衰退，便會使控制肌肉收縮、鬆弛的功能降低，進而容易引起抽筋症狀。

此外，腎功能下降也可能引發抽筋。當無法過濾血液中的老廢物質，導致電解質異常時，便可能引發肌肉痙攣。

※此處指的是因遺傳因素、肥胖、生活習慣等原因所引發的第二型糖尿病。
據說患有糖尿病的日本人中，有95%都為第二型糖尿病。與由胰臟細胞問題所導致的第一型糖尿病不同。

糖尿病三大併發症

糖尿病神經病變、腎病變、視網膜病變為糖尿病的三大併發症。若不控制血糖，在糖尿病發病後約5～15年後會開始出現併發症。

◆神經病變

併發症中最早出現的一種。由於末梢血管受到損傷，導致血液循環變差，使體內的氧與營養不足，引發神經病變。除了會肌肉抽筋，還有手腳麻痺、感覺麻痺、肌肉萎縮、肌力衰退、起立時暈眩、勃起障礙等代表性的初期症狀。當狀況惡化，即便是小小的傷口或香港腳等問題都可能引發壞疽（也就是皮膚及細胞死亡、受傷），甚至必須截肢。

◆視網膜病變

當高血糖的問題持續，會傷及眼部微血管，導致身體無法將氧和營養提供至視網膜（眼球後方的感光部位），使視力下降。視網膜病變為導致失明的第二大原因，每年約有三千位糖尿病患者喪失視力。此外，也有許多人因糖尿病導致白內障（因眼睛中的透鏡水晶體霧白化，導致視力衰退的疾病）。

◆腎病變

當高血糖的問題持續20年左右後，腎臟微血管會開始出現問題，無法過濾含有老廢物質的血液，導致必須每週需洗腎（將血液取出體外，洗淨老廢物質等後再將血液放回身體的治療）3次左右。腎病變有時也會引發肌肉抽筋。

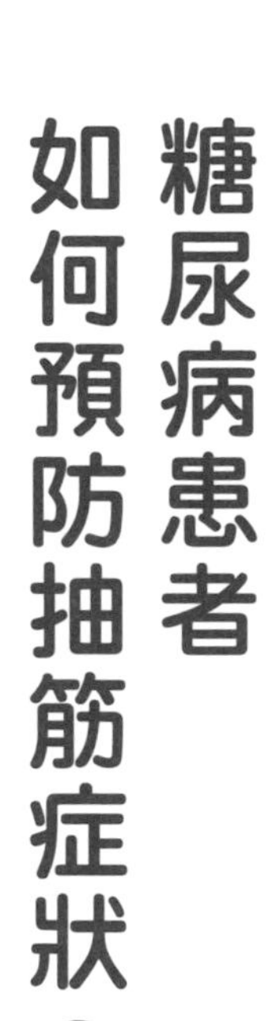

糖尿病患者如何預防抽筋症狀？

治療糖尿病最重要的，就是控制血糖。即便沒有自覺症狀，但若一直不處理高血糖問題，勢必使糖尿病惡化。所以應儘早接受專業醫生協助，並改善生活習慣和接受治療。患有糖尿病的日本人中，有95％都為第二型糖尿病。雖然其中也包括遺傳因素，但主要仍與過度飲食、運動不足、肥胖、壓力等因素有關。只要採取飲食療法和運動療法，改善高血糖，便有機會能預防、改善併發症，也較不容易發生肌肉抽筋的症狀。

例如走路等有氧運動，就對於控制血糖有相當大的效果。還能維持、強化肌力，請務必持續運動習慣。然而糖尿病患者在運動時及運動後可能會引發低血糖症狀，因此要從事運動時請務必與醫師商量。

同時，也請實踐下一頁介紹的伸展動作。這些小訓練能促進指尖、腳尖的血液循環，改善末梢血管的功能。有助於防止糖尿病所導致的神經病變及抽筋症狀。

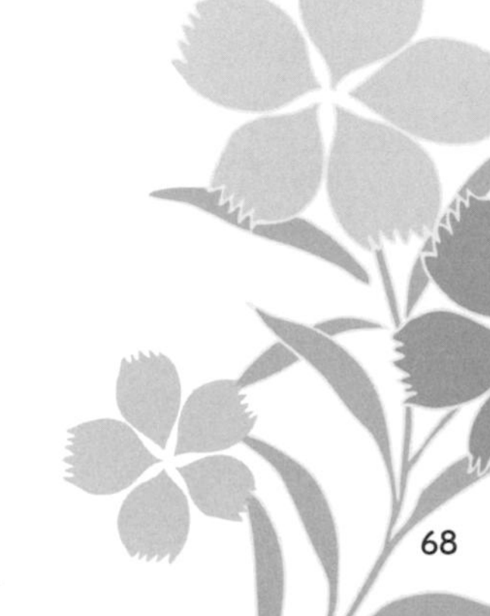

「延伸指尖」的做法

1

背打直坐下。將雙手向前延伸，並舉至肩膀高度（與地面平行）。

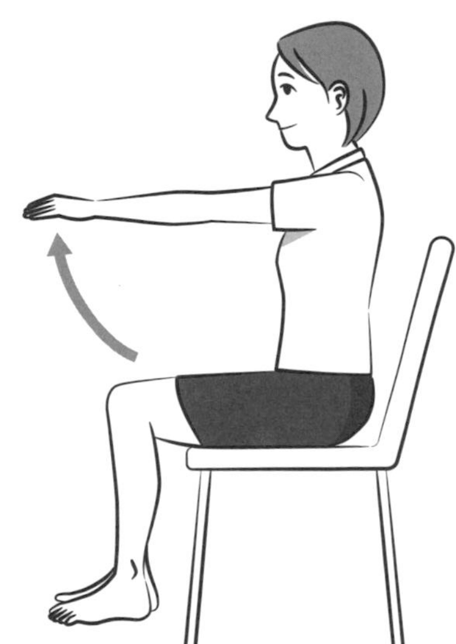

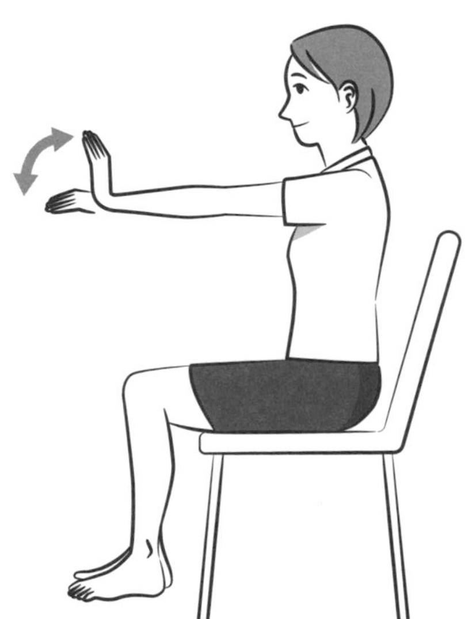

2

手腕向上彎、歸位。
重複10次為一組。

POINT

＊一天做3組以上。
＊手臂無法舉至肩膀高度者，儘量向上舉即可。

「延伸腳尖」的做法

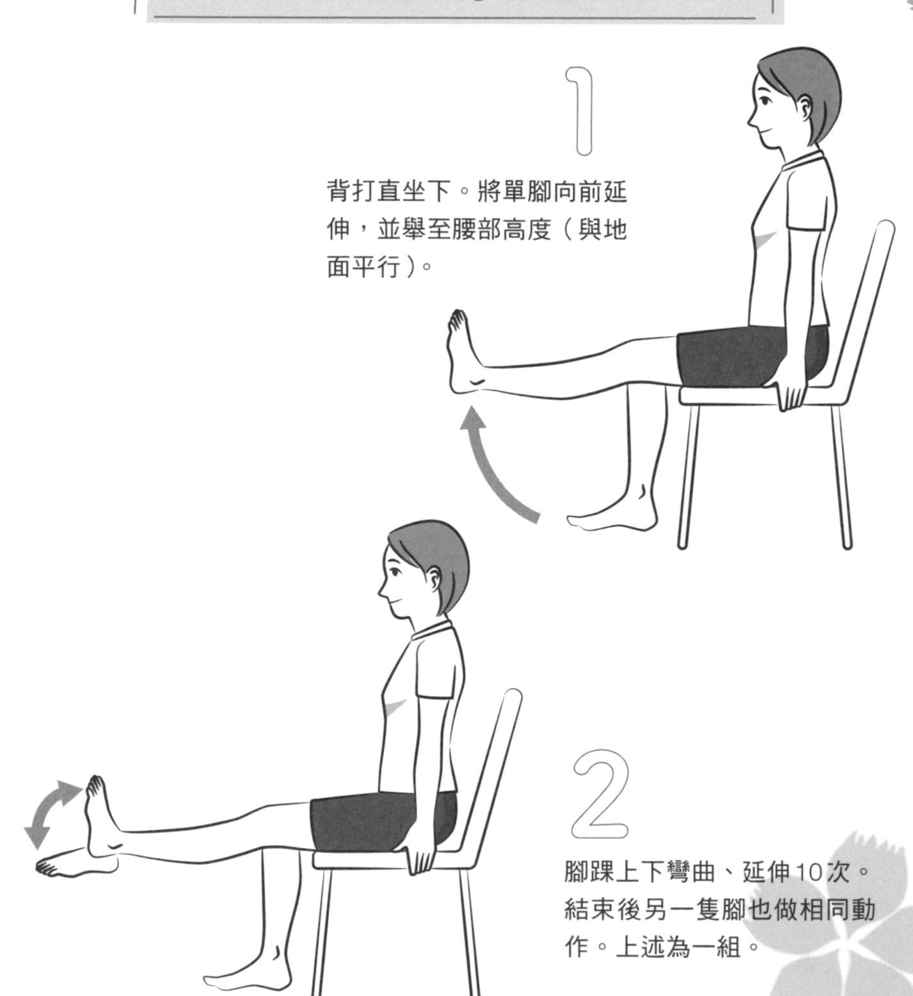

POINT

＊一天做3組以上。
＊腳無法舉至腰部高度者，儘量向上舉即可。

Part 4

小腿肚之外的肌肉抽筋緊急處置方法

小腿前側抽筋時的改善方式

當小腿前側抽筋時，應延伸小腿前側肌肉「脛前肌」。可利用地面等讓腳背和小腿前側呈一直線，徹底伸展。

感覺快抽筋或已經抽筋時，請參考下一頁的方法，如此一來便能冷靜應對了。

當我們抬起腳尖，就會活動到脛前肌。長時間走路、跑步，或運動之後，常因肌肉疲勞而導致抽筋。而其中又屬走下坡、下樓梯時特別容易導致疲勞。因此當健行或爬山後，請務必利用回程等時間補充足夠水分，或在事前多按摩等等。

脛前肌抽筋也常是由腰椎疾病所引起，椎間盤突出者又更容易小腿前側抽筋。

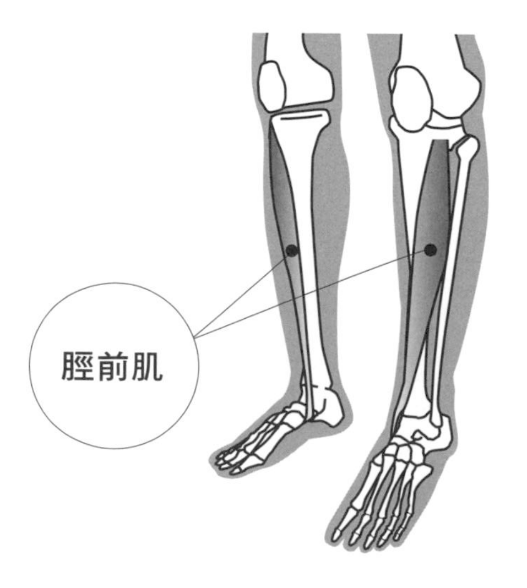

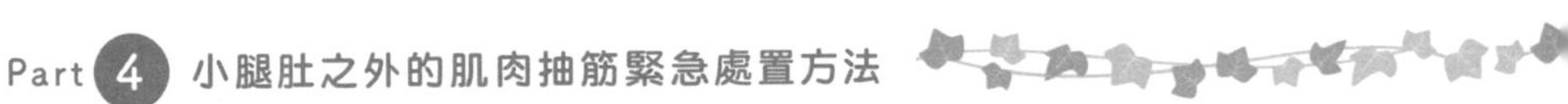

「延伸小腿前側」的做法

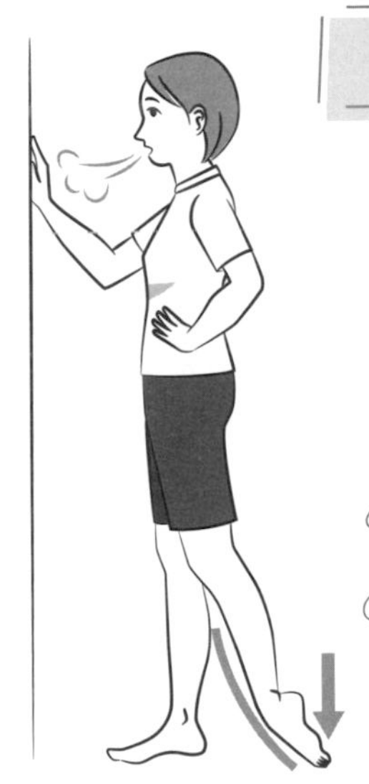

站著「延伸小腿前側」

1 手扶著牆壁等固定物，支撐身體。

2 將抽筋腳向後延伸，腳尖點地，並讓腳背貼著地面。吐氣並慢慢延伸小腿前側。

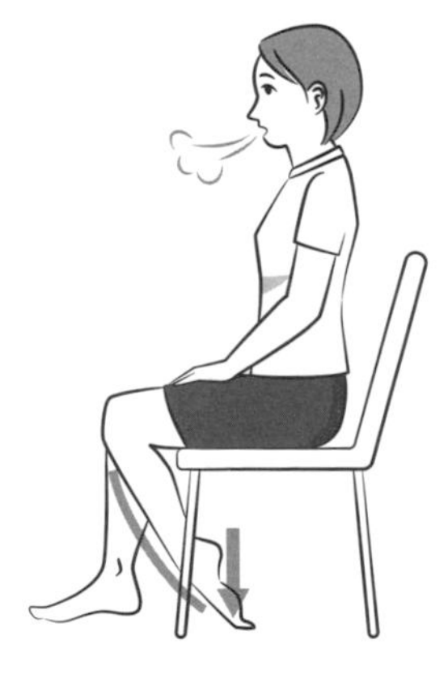

坐著「延伸小腿前側」

將抽筋腳向後延伸，腳尖點地，並讓腳背貼著地面。吐氣並慢慢延伸小腿前側。

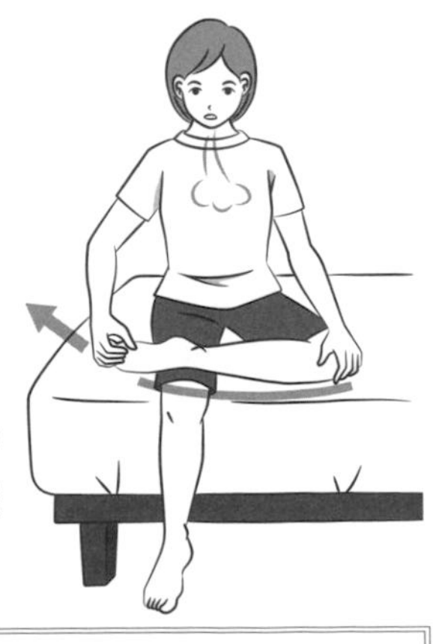

接著將抽筋腳放在膝蓋上，手抓著腳尖向身體方向拉。吐氣並慢慢延伸小腿前側。

POINT

＊應持續做到小腿前側抽筋結束、疼痛獲得舒緩。若狀況未改善，應先放鬆腳，重整狀態。

＊小腿前側容易抽筋者，平時也可做此伸展預防抽筋。

臀部抽筋時的改善方式

有時在長時間坐在辦公桌前或步行後，臀部肌肉會抽筋。雖然臀部上有著許多肌肉，但其中最容易抽筋的是位在深處的「梨狀肌」。

當身體轉換方向等時，梨狀肌負責讓髖關節向外側轉。當長時間步行、運動，讓梨狀肌疲勞時，以及久坐使梨狀肌受到壓迫等時候，會使梨狀肌的血液循環變差，肌肉僵硬，導致容易發生抽筋及痙攣。

當臀部抽筋時，請「延伸臀肌」伸展梨狀肌，好好伸展臀部吧。

因坐著工作等原因有久坐習慣者，應在睡前等時候做此伸展，保持柔軟度。

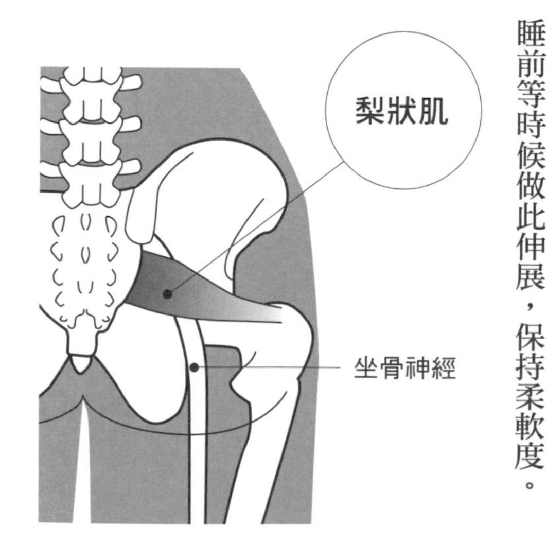

「延伸臀肌」的做法

※當臀部左側抽筋時，請左右交替。

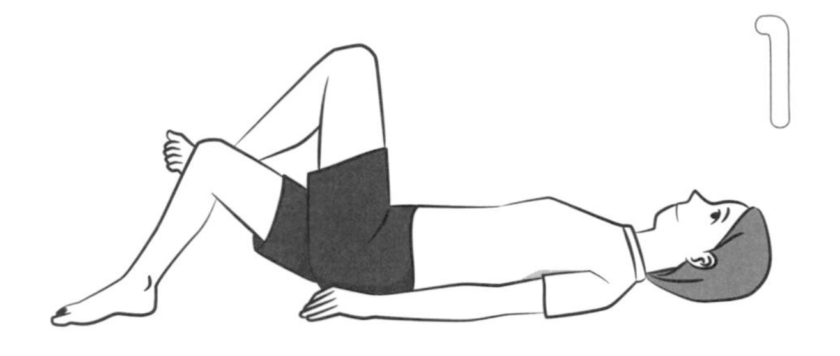

1 仰躺，右腳屈膝。左腳跨在右腿上。

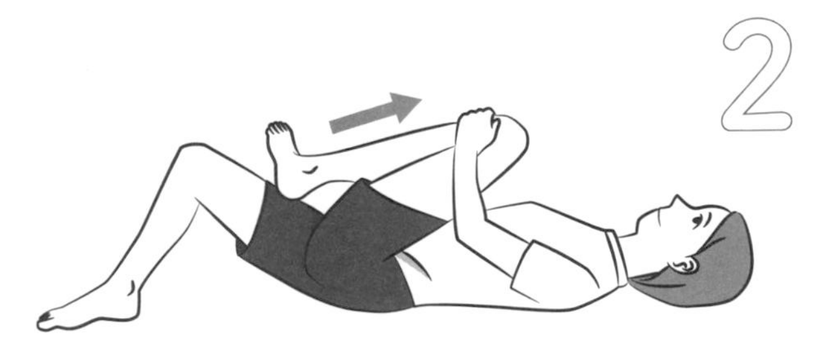

2 一邊呼吸，並慢慢將左膝往右胸口拉，伸展臀部肌肉。對側腳亦做相同動作。左右各做1次為一組，做1分鐘。

從上方俯瞰看步驟2

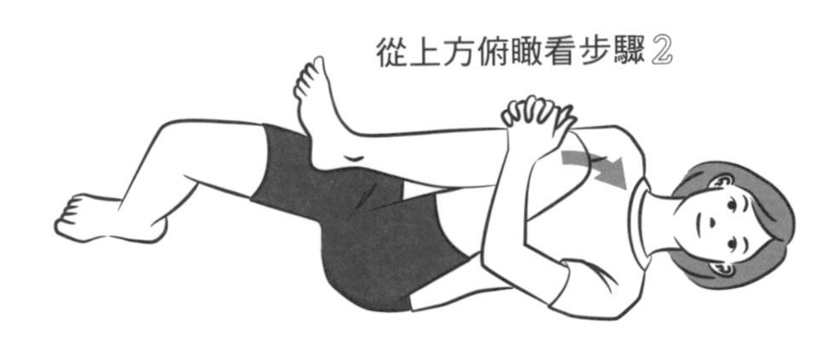

POINT

＊一天做2〜3組。
＊應持續做到臀部抽筋結束、疼痛獲得舒緩。若狀況未改善，應先放鬆全身，重整狀態。
＊臀部容易抽筋的人，平時也應做此伸展預防抽筋。

肩頸抽筋時的改善方式

肩頸僵硬為肌肉疲勞的一種，有時會導致周邊肌肉緊繃和抽筋。

例如在回頭時伸展的瞬間，肩頸肌肉突然感到刺痛，就是因三角肌和提肩胛肌突然緊繃而導致的抽筋。

三角肌是一塊遍及肩頸間的大片肌肉。提肩胛肌則位於更深層的位置，與肩胛骨和頸椎（頸部脊椎部位）相連。在活動手臂等時，都需用到這些肌肉。

當周邊發生抽筋時，請「延伸頸部」並好好伸展。

但肩頸常發生抽筋者，可能藏有糖尿病或肝臟疾病等原因。

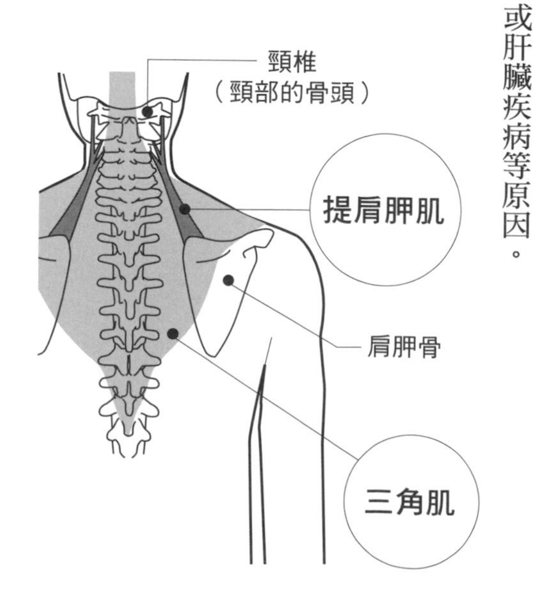

「延伸頸部」的做法

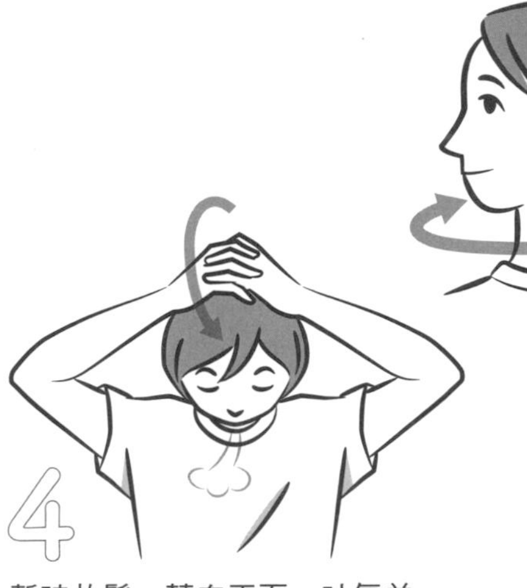

1

將臉朝向未抽筋側。

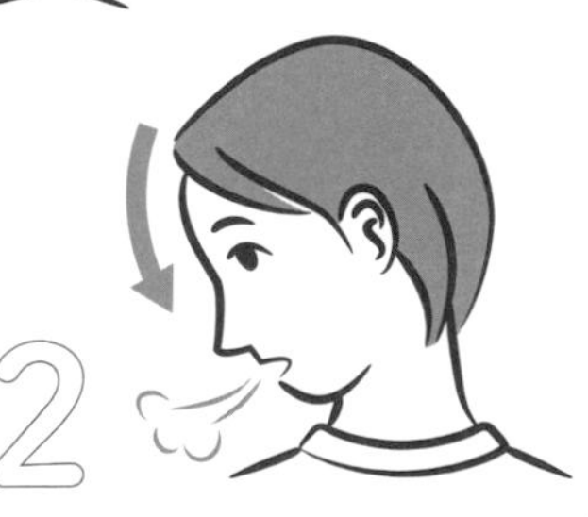

2

吐氣，並慢慢面向斜下方，感覺到頸部肌肉延伸。

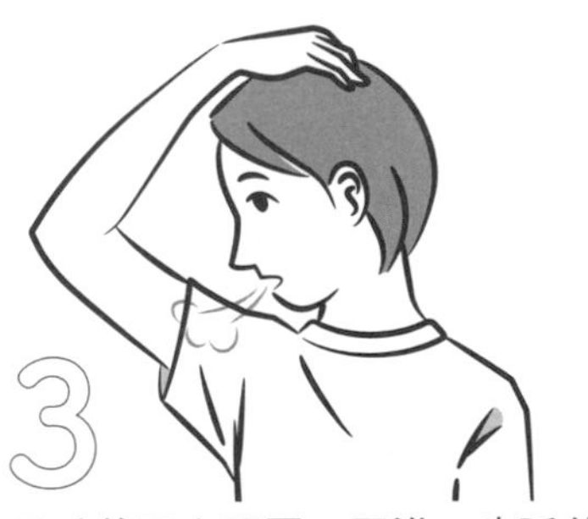

3

用手將頭向下壓，更進一步延伸頸部肌肉。

4

暫時放鬆，轉向正面。吐氣並用雙手將頭向下方壓，讓頸部慢慢向前倒，並吸氣。

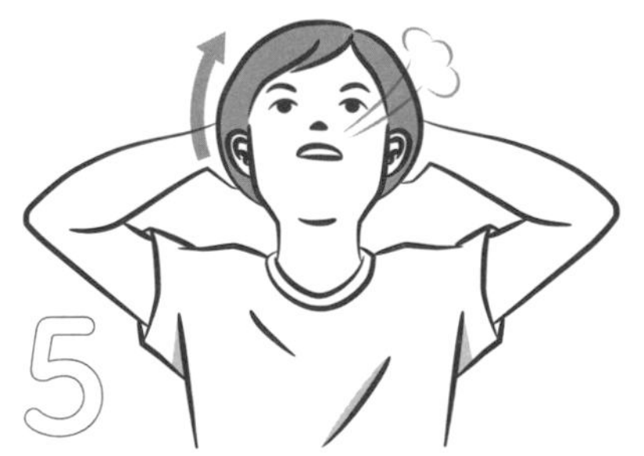

5

雙手交叉扶著頭，吐氣並慢慢將頸部向後傾倒。

POINT

* ＊肩頸容易僵硬的人，平時也可做此伸展預防。
* ＊應持續做到肩頸抽筋結束、疼痛獲得舒緩。
* ＊避免突然用力活動、用手壓頭部，應一邊呼吸，一邊慢慢伸展。

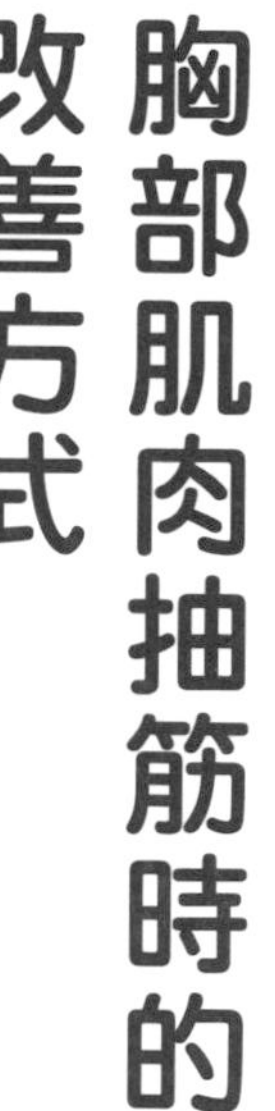

胸部肌肉抽筋時的改善方式

當胸部肌肉疼痛時，請先留意是否有心臟病等疑慮。有時當狹心症和心肌梗塞發作時，胸部會感到疼痛。而當左肩至手臂感到疼痛、麻痺時，心肌梗塞的可能性便更高了。當感覺到異狀時，切勿視而不見，而是應立刻前往醫療機構接受治療。（詳情請見P26）

當然，當我們抱著重物或長時呈現駝背姿勢時，以及打高爾夫、網球，反覆揮桿、揮拍等時，也可能導致胸大肌抽筋。

當手臂從兩側向前揮，或扭轉手臂時即會運用到胸大肌。抽筋時，就透過「延伸胸膛」，確實伸展身體前側肌肉吧。重點在於執行時應將手扶著牆壁。

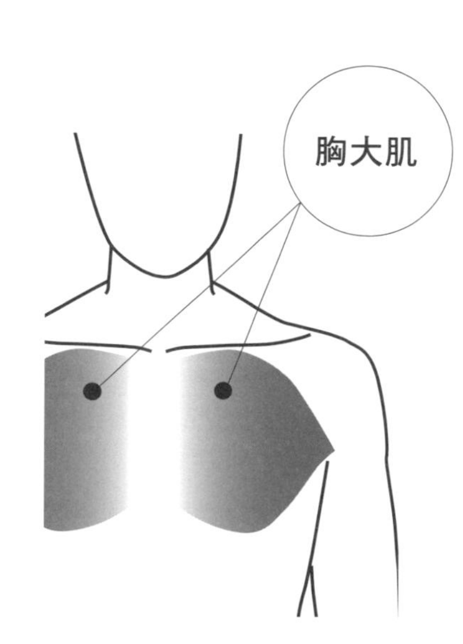

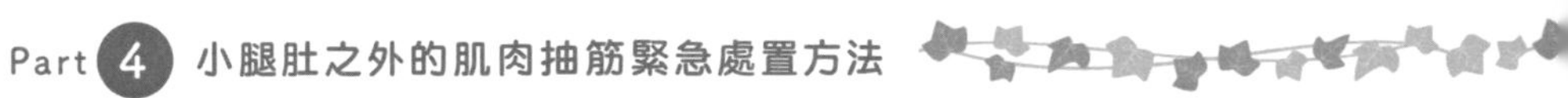

「延伸胸膛」的做法

※當身體左側抽筋時，請左右邊交替執行。

1 將胸部抽筋側的手微微彎曲，將手掌貼在牆上，讓指尖朝向背部方向。

2 深呼吸，並將抽筋側的肩膀向前傾，慢慢扭轉上身，延伸胸膛（胸大肌）。

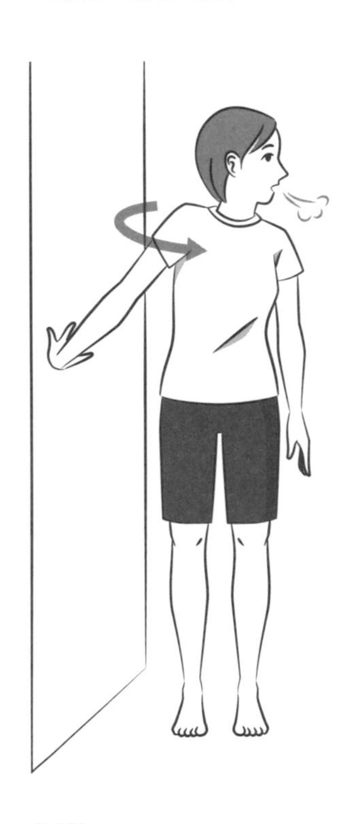

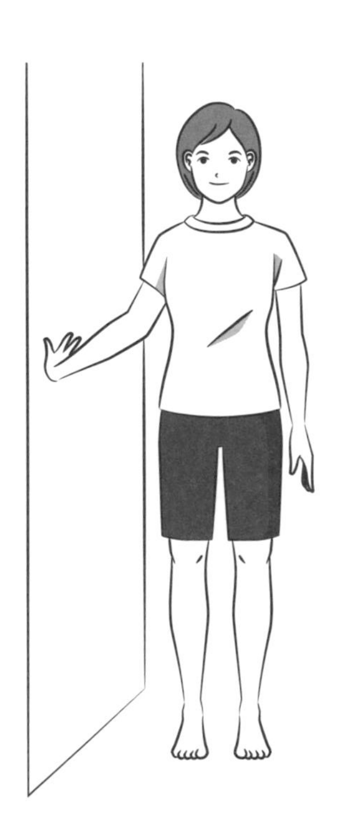

POINT

＊應持續做到胸部抽筋結束、疼痛獲得舒緩。

＊身體容易前傾、會打高爾夫、網球、容易肩頸僵硬的人，平時也應做此伸展預防抽筋。

背部肌肉抽筋時的改善方式

在長時間維持相同姿勢後，會不自覺使背部前凹、延伸，導致背部及腰部抽筋。由於突然活動僵硬的肌肉，使神經引發誤動作，導致闊背肌等肌肉抽筋。

此時請「延伸背部肌肉」，徹底伸展背至腰部、大腿後側、小腿肚等身體後側的部位吧。此伸展還能放鬆比闊背肌更深層的豎脊肌（負責伸展脊椎的肌肉），促進全身血液循環。

推薦長期久坐者，可勤做此伸展。

在職場不方便隨時站立者，也可以用坐姿方式伸展上半身。有助於預防、改善肩膀、背部僵硬。

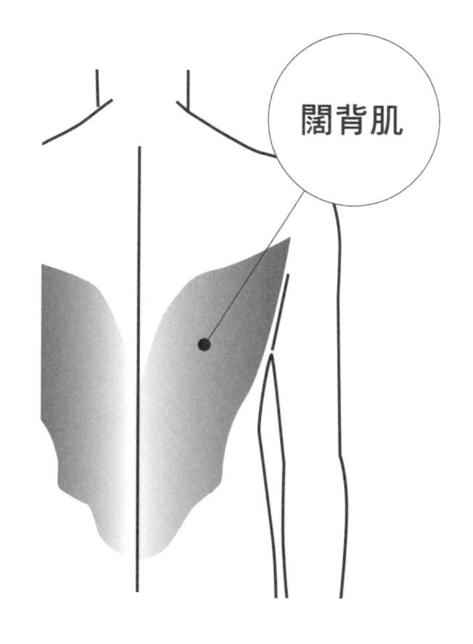

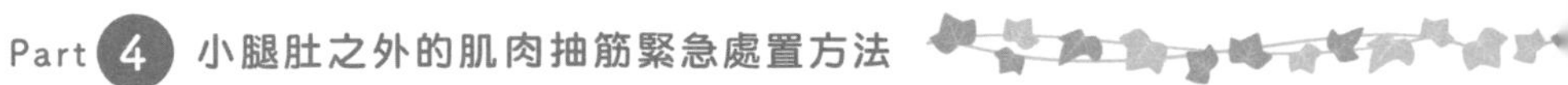

「延伸背部肌肉」的做法

※當身體左側抽筋時，請左右邊交替執行。

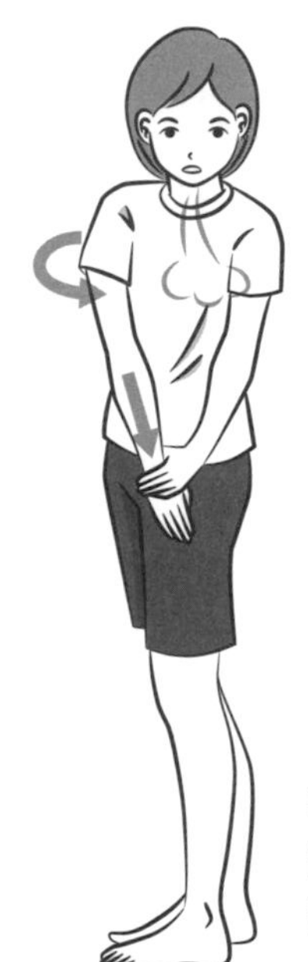

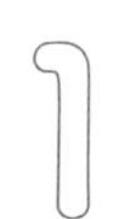

雙腳打開與肩同寬站立，右腳向後移動半步。右手舉至肩膀高度，左手抓住手腕。

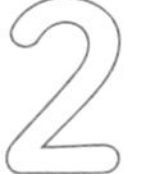

吐氣，並將右手向左下方拉，讓身體慢慢扭轉，延伸整個身體背面。

坐著「延伸背部肌肉」

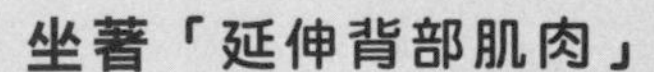

※當身體左側抽筋時，請左右邊交替執行。

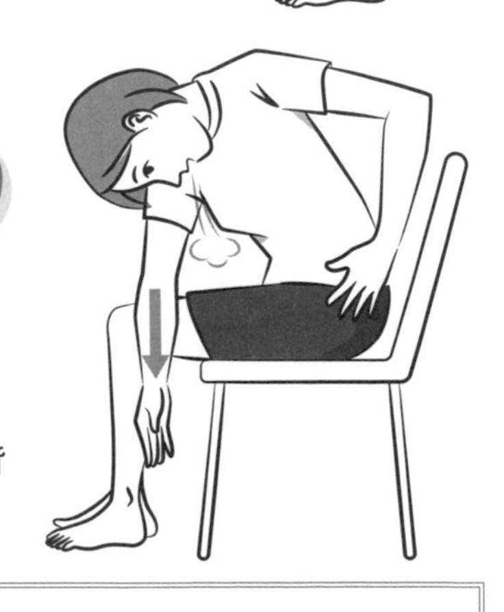

將右手肘貼著左膝外側，慢慢讓肩膀向下，延伸背部肌肉。

POINT

＊應持續做到背部和腰的抽筋結束、疼痛獲得舒緩。若狀況未改善，應先讓全身放鬆，重整狀態。

手臂肌肉抽筋時的改善方式

手臂肌肉中容易抽筋的，正是我們彎曲手臂，做出展現肌肉的姿勢時，會使用到的肱二頭肌和肱橈肌。此時手臂上隆起的部分即為肱二頭肌，位於手臂前側的則為橈肌。當彎曲手肘、舉起手臂時，以及將手臂從兩側向前揮舞等時刻，便會運用到這些肌肉。

肱二頭肌和肱橈肌是「抗重力肌」，會對抗地球引力，幫助我們維持姿勢。為了能更容易出力，肱二頭肌和肱橈肌也較易於收縮。雖然平時會妥善控制，避免收縮過度，但當神經不靈敏時，仍可能發生抽筋現象。

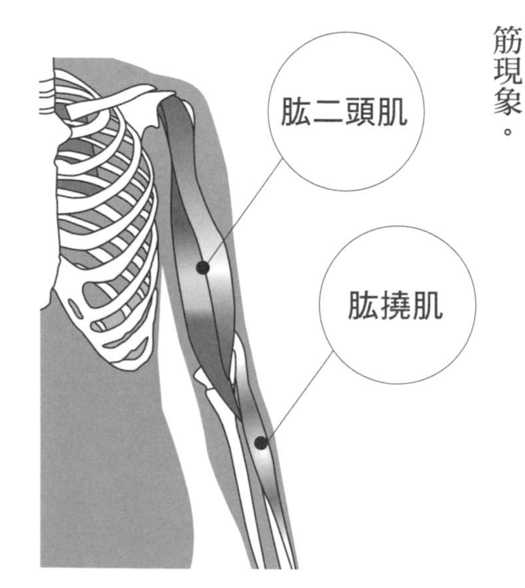

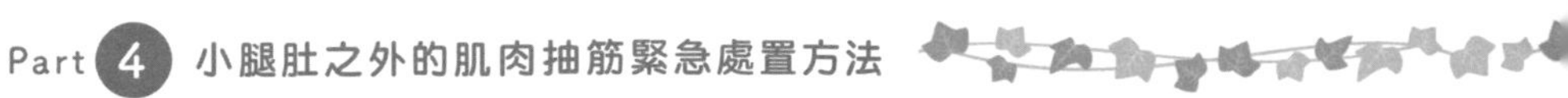

「延伸手臂」的做法

※當身體左側抽筋時，請左右交替。

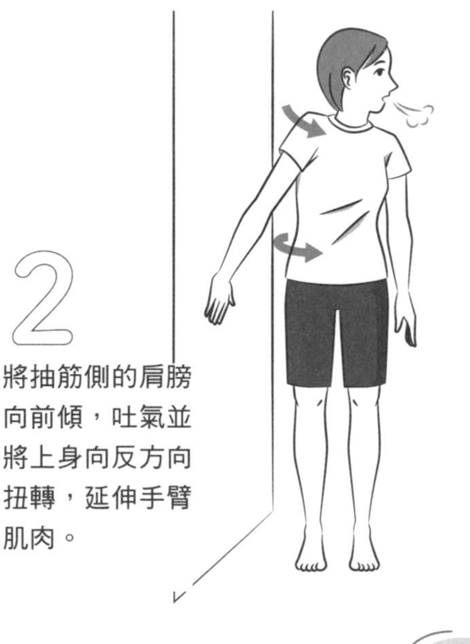

1

將抽筋側的手指朝下，手掌貼牆。

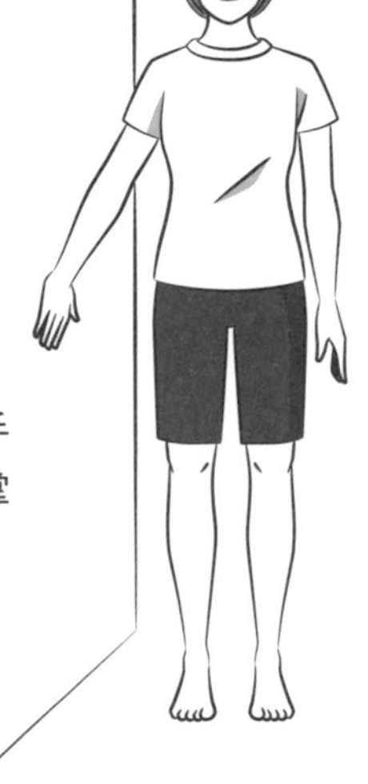

2

將抽筋側的肩膀向前傾，吐氣並將上身向反方向扭轉，延伸手臂肌肉。

坐著「延伸手臂」

1

坐在椅子上，將抽筋側的手指尖朝向身體外側。將手垂直向椅面壓，延伸手臂肌肉。

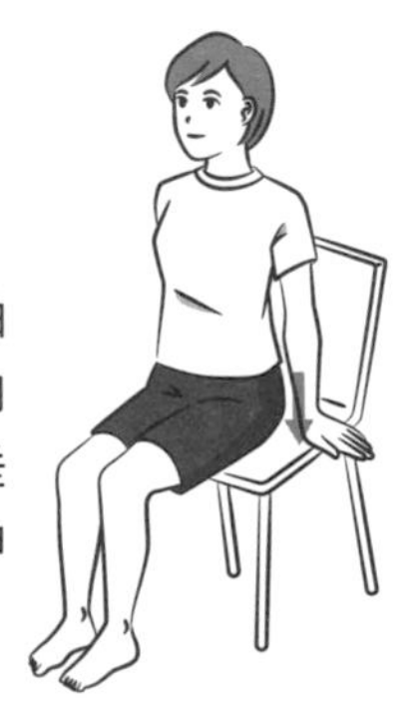

2

將手指尖朝向身體，將手垂直向椅面壓，延伸手臂肌肉。

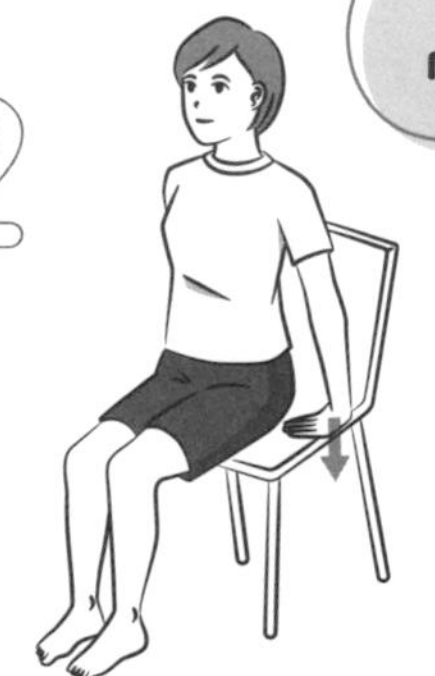

POINT

＊應持續做到手臂的抽筋結束、疼痛獲得舒緩。若狀況未改善，應先放鬆肩膀與手臂的力量，重整狀態。

＊手臂容易抽筋的人，平時也應做此伸展預防抽筋。

手及手指肌肉抽筋時的改善方式

近來愈來愈多人因過度使用電腦和手機，而導致大拇指往手掌方向痙攣，手指蜷縮內收的「特魯索徵象」（請見下圖）。這可能是由於過度使用手指肌肉，導致肌肉收縮，並大量消耗鈣質，進而使體內礦物質失衡而發生抽筋。

試著做「反折手掌延伸」，使手指肌肉恢復柔軟度，預防、改善抽筋問題吧。

「反折手掌延伸」的做法

1 伸出抽筋側手臂，將手掌朝向上方。

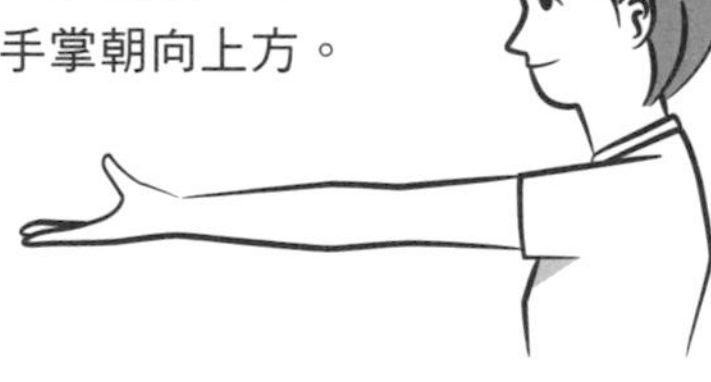

2 抓住小指、無名指並反折，慢慢延伸手掌。

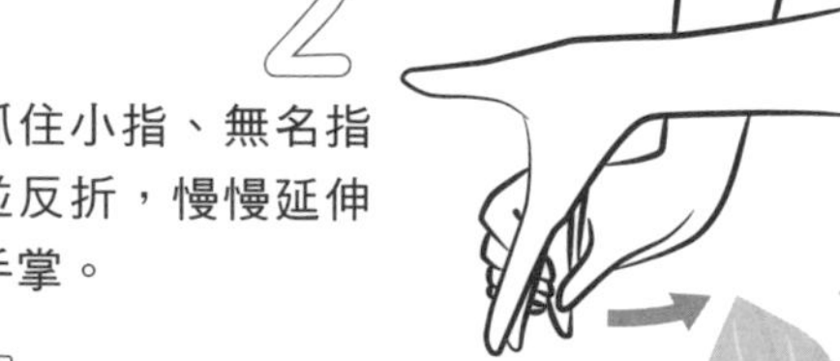

3 抓住大拇指並反折，慢慢延伸手掌。

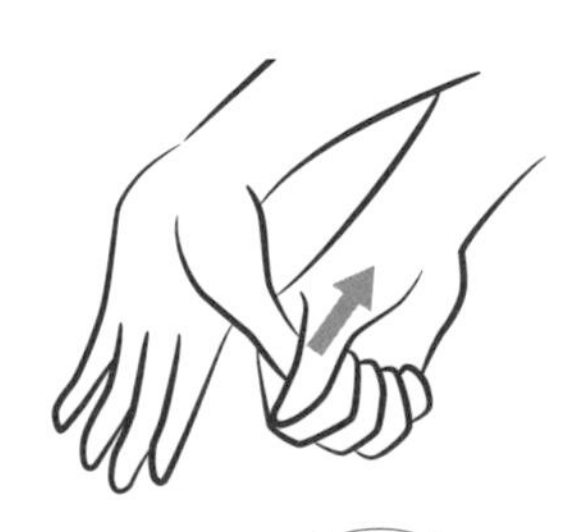

特魯索氏徵象

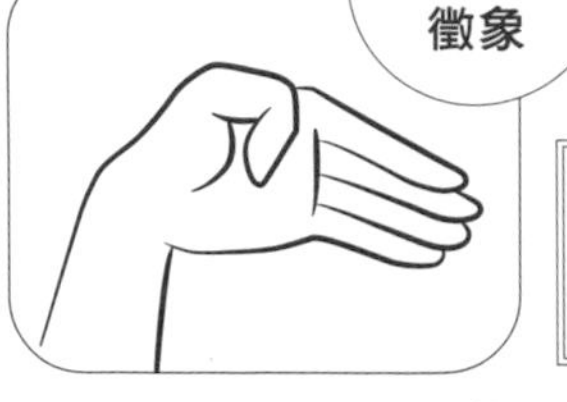

POINT

＊做2、3的步驟，直到抽筋結束、疼痛獲得舒緩。
＊請配合P83的「延伸手臂」，將更具效果。

Part 5

睡前保健，防止睡眠中腓腸肌痙攣

睡前必做的4項保健方法

以下4項睡前保健，對容易在睡眠中和清晨發生抽筋者非常有效。

①補充水分

由於睡眠中容易發生輕微脫水狀態，使體內電解質異常，導致肌梭和高爾肌腱器發生誤動作。因此睡前請務必喝一杯水。

②按摩小腿肚

在一天結束前，解除當天產生的疲勞。就讓我們用「按摩小腿肚」排出疲勞物質，促進血液循環吧（詳情請見P88）。

③溫暖身體

在洗澡時儘可能浸泡在浴缸中，溫暖身體後再接觸地面吧。也可以在睡覺時穿著襪子，如此一來即便睡眠時腳跑出被窩，也不容易變得冰冷（詳情請見P90）。

④睡覺時不延伸腳尖

仰躺睡覺時，若腳尖處於持續延伸的狀態，將使肌肉收縮，呈現容易抽筋的姿勢（踮腳尖）。可透過稍稍固定腳踝等方法（詳情請見P92），儘可能避免出現此姿勢。

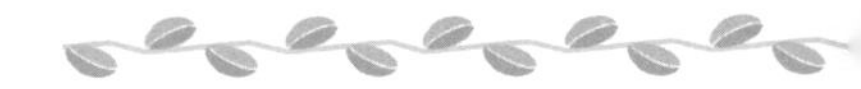

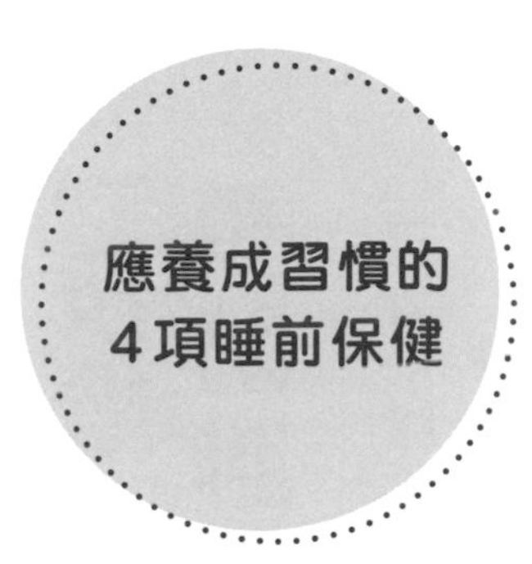

①補充水分

我們一年平均會在睡眠中失去約500～600mℓ的水分。可在睡前和半夜起床上廁所時喝一杯水便，有效預防抽筋。

②按摩小腿肚

按摩小腿肚能緩解白天時的疲憊，並減輕肌肉疲勞。不僅操作簡單、舒適，且效果很好，值得一試。可配合伸展，養成習慣。

③溫暖身體

透過洗澡時確實浸泡在浴缸中、在冬天時以熱水袋等溫暖寢具、穿著襪子及保暖腿套等方法，避免肌肉冰冷。

④睡覺時不延伸腳尖

注意別讓棉被的重量直接壓在延伸的腳尖上。可利用支撐物稍稍讓腳踝固定在彎曲的狀態。

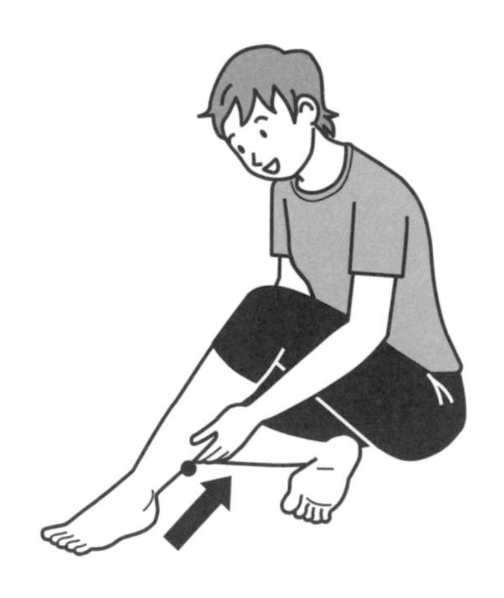

- ◆ 補充水分
- ◆ 改善血液循環
- ◆ 不累積肌肉疲勞
- ◆ 溫暖肌肉

就用以上方式防止腓腸肌痙攣吧！

「按摩小腿肚」預防腓腸肌痙攣

「按摩小腿肚」有助於促進血液循環、解除肌肉疲勞，還能預防、改善腳抽筋及腓腸肌痙攣。

而其中訣竅並非在於大力「按壓」，而是輕柔「放鬆」小腿肚。即便只是「用手抓住輕撫」的力道，就已有足夠效果。

若過度用力按壓，可能反而導致反效果，請務必留意。有時過度用力按摩，會導致按摩部分後續疼痛、熱、無力。

這種情形即為「愈按愈酸」，會對筋膜（包覆肌肉的一層膜）和肌纖維造成負擔，導致發炎。有時即使暫時軟化了肌肉，後續肌肉仍會變僵硬。

首先請先喝一杯水，並暖身如充分活動腳踝等，然後再輕柔按摩。

若使用按摩專用油和爽身粉讓手指較滑，即便用較輕柔的力道，也能輕鬆放鬆肌肉。

洗澡時在浴缸做此按摩，或者在按摩前後泡腳也相當有效。

「按摩小腿肚」的做法

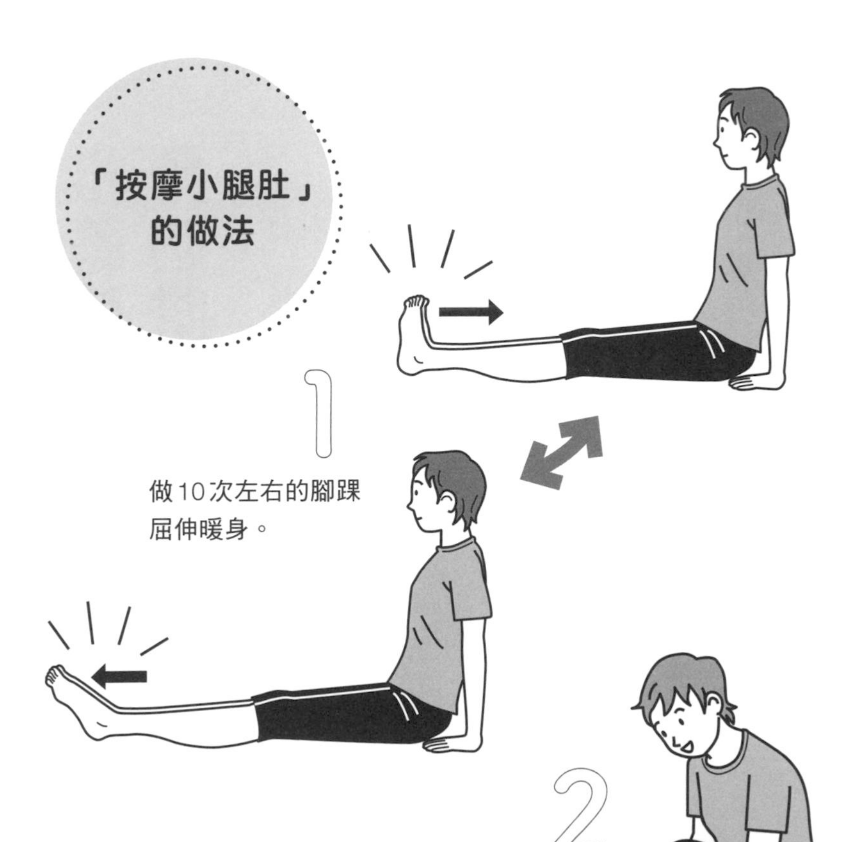

1

做10次左右的腳踝屈伸暖身。

2

單腳屈膝坐姿，並用雙手輕輕抓住小腿肚下方。
用4隻手指頭中央處輕柔按摩小腿肚。
以腳踝→小腿肚→膝蓋後側的順序放鬆。另一隻腳也做相同動作。

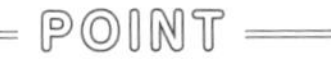

POINT

＊將手指往中心、內側、外側推。輕柔按摩整個小腿肚。

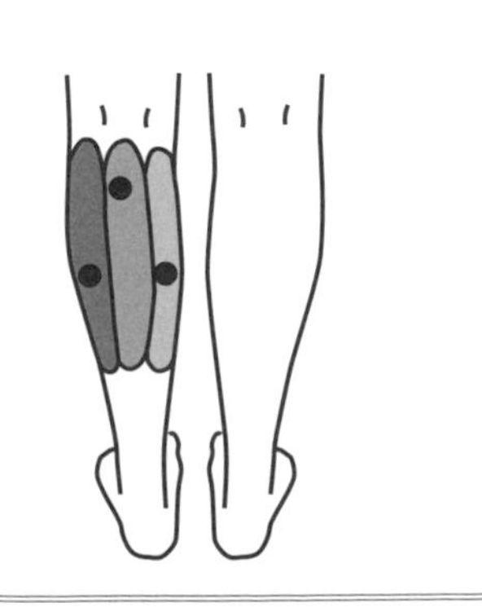

推薦使用睡眠襪預防腓腸肌痙攣

女性常有腿部浮腫的問題。有些人到了傍晚，就會感到小腿肚沈重，鞋子變緊。

若想確認自身狀態，就試著用大拇指腹按壓小腿前側吧。若按壓後，壓痕凹了5～10秒以上都未恢復原本狀態，代表浮腫狀況嚴重。

若未舒緩浮腫狀況便就寢，將導致血液循環和代謝狀況變差，累積肌肉疲勞。

此時可著用「彈性襪」，適度收緊小腿肚，讓腿更輕盈，解除浮腫。而在藥妝店、超市都有販賣「彈性襪」等商品。彈性襪有各式各樣的形狀、長度、厚度等。建議可選擇不影響腳趾出汗、未包腳趾的款式。

彈性襪原本用於治療靜脈曲張（腿部靜脈瓣膜功能不佳導致血液逆流，使腿部血管浮出、浮腫的疾病），也能防止靜脈曲張導致的腓腸肌痙攣症狀。

此外，也能有效預防因糖尿病等疾病導致血液循環不良，所引發的腓腸肌痙攣。

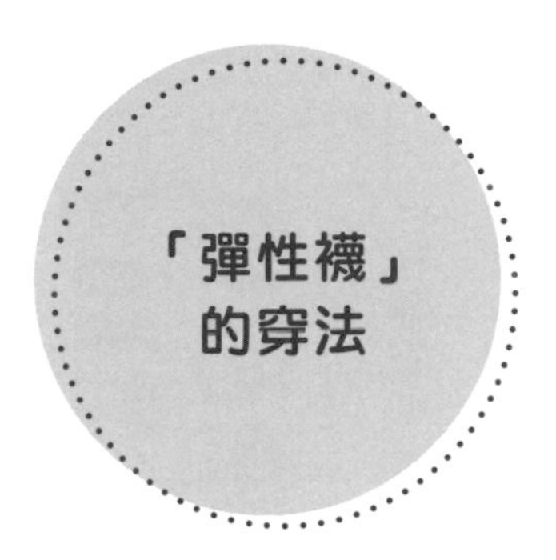

「彈性襪」的穿法

◆在就寢時穿著，能幫助舒緩浮腫及預防腓腸肌痙攣

◆若就寢時持續穿著會感到熱或緊繃不適者，可在睡前兩三小時穿上，待睡前再脫掉

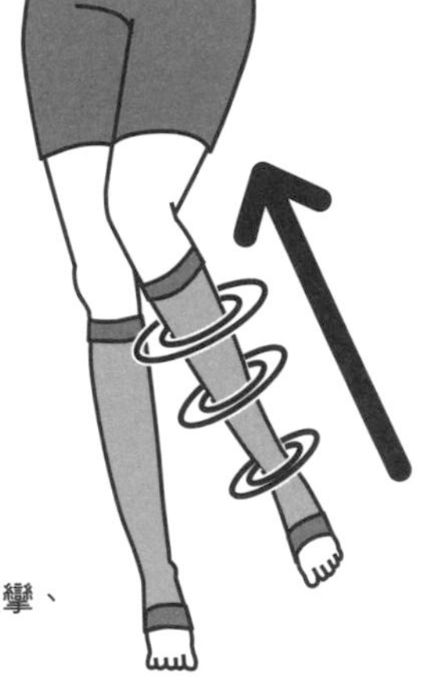

彈性襪可減輕、預防腓腸肌痙攣、靜脈曲張等症狀

靜脈曲張的症狀

- 血管浮出、血管呈瘤狀
- 可從皮膚清晰可見血管
- 腿部浮腫
- 發生腓腸肌痙攣
- 發生色素沈澱
- 引起皮膚炎及潰瘍

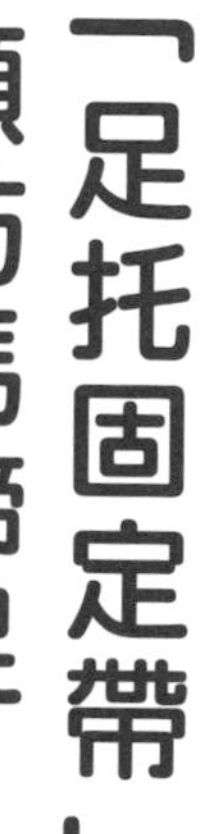

「足托固定帶」預防馬碲足

在睡眠中等時候，腳尖和腳背自然呈現延伸姿勢，即稱為「尖足」。當尖足的姿勢持續一段時間後，小腿肚的肌肉會緊縮並呈現緊繃狀態。

若再加上睡眠中腳尖露出被窩變得冰冷，就更容易引發腓腸肌痙攣了。

為預防此情形，可使用「足托固定帶」。只要以固定帶纏著腳踝輕輕固定，便能避免尖足，防止小腿肚肌肉過度緊繃。這麼做也能溫暖腳踝到腳尖部位，防止冰冷。容易在睡眠中與清晨發生腓腸肌痙攣者，務必試試看。

若想更輕鬆固定腳踝，不想使用固定帶者，也可以使用市售輔具。市售輔具有分為綁帶式和襪套式。請選擇對自己來說好用、尺寸相符的種類。若尺寸過小，容易勒緊腳踝，反而將導致血液循環變差。

但有時小腿前側肌肉容易抽筋者，反而應延伸腳踝，不適合此預防方式，請留意。

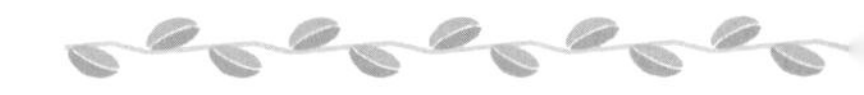

「足托固定帶」的用法

1 用固定帶繞腳背兩圈。

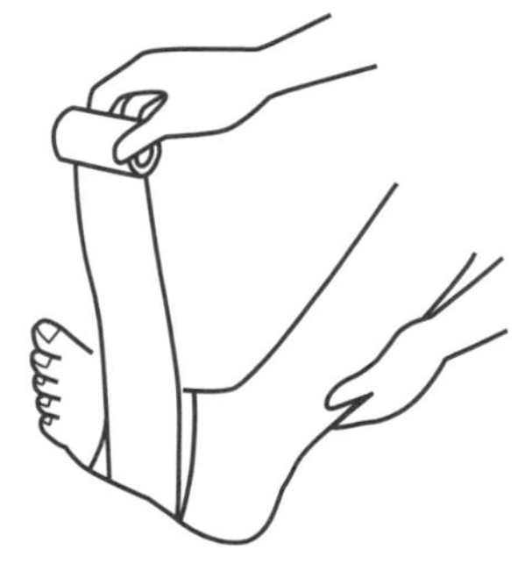

2 將腳踝固定為直角，如下圖依照阿基里斯腱→腳踝→再回到腳背的順序，重複繞2～3個8字型。

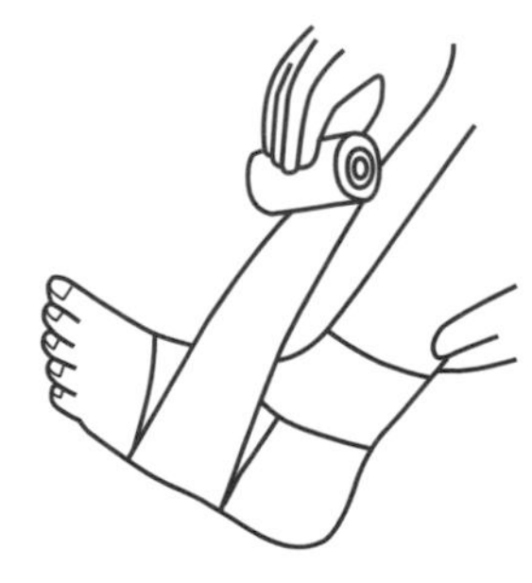

3 最後以膠帶或夾子固定。另一隻腳踝也做相同包紮。

POINT

＊也可使用市售輔具（襪套式和附固定器的綁帶式等）。但應慎選尺寸與長度，以免綁得太緊。

＊若綁太緊，可能妨礙腳踝的血液循環，請務必留意。

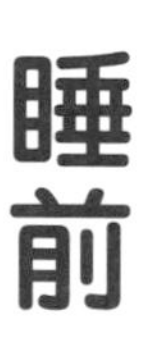

睡前「墊高雙腿放鬆」

感到腿部特別疲累，或浮腫嚴重時，可使用抬腿枕放鬆。

將枕頭及大毛巾斜向堆疊，做成能將腿墊高10～15公分的腿枕，當仰躺時，便能抬高整雙腿。如此一來，滯留在下半身的血液和淋巴液就會更容易往上半身循環，也有助於解除腿部肌肉疲勞與浮腫。

淋巴液為血管中所滲出的血漿與蛋白質等成分，被淋巴管再度吸收後所形成，具有回收體內老廢物質等功能。

使用抬腿枕時的重點，在於高度應朝腳尖循序漸進墊高。若只墊高小腿肚及腳踝下方，將導致壓力分布在狹小範圍中，導致壓迫到血管及神經。因此請連同大腿下方至腳踝，整雙腿一起墊高吧。

在晚上睡前時，墊高10～20分鐘左右最有效果。但若在這個狀態下睡著，可能會妨礙翻身，使姿勢歪斜，導致肌肉緊繃。因此，入睡前請移除抬腿枕。

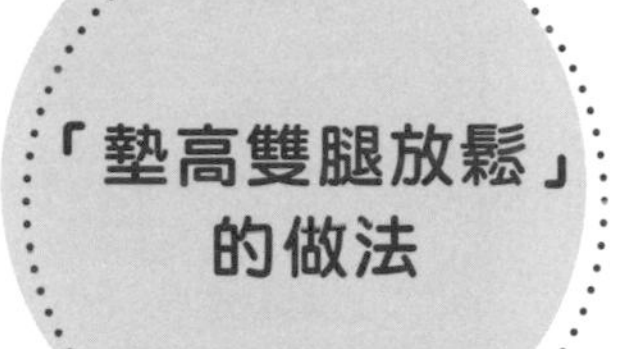

「墊高雙腿放鬆」的做法

高度約為10～15公分。

隨著靠腳尖處循序漸進墊高。

利用枕頭、靠墊、浴巾、大毛巾、毯子、棉被等，創造斜面。

使用保暖腿套及暖暖包等，一邊暖和腿部，一邊抬腿將更有效。

睡前墊高雙腿10～20分鐘為佳。

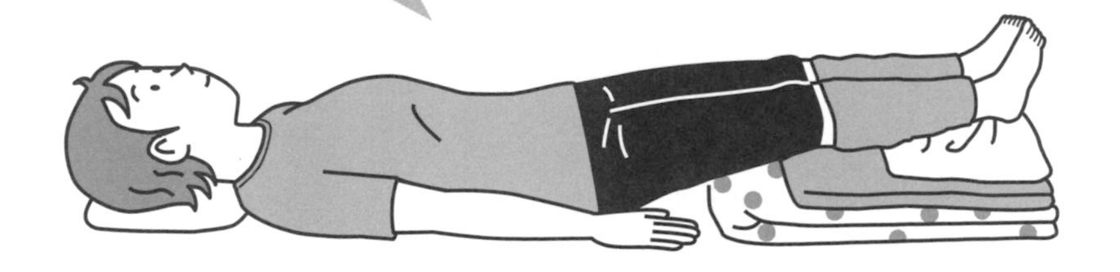

※為防止低溫燙傷，應用毛巾等包住暖暖包，
避免直接接觸肌膚。

睡前「靠牆抬腿」10分鐘

在這裡再介紹一個能透過抬高雙腿，解除腿部疲勞及浮腫的小運動。

做法如左圖所示，可巧妙利用牆面，「靠牆抬腿」，讓雙腿呈直角向上抬。此運動的動作正如其名，來自「將雙腿抬起靠在牆壁上的姿勢（倒箭式）」的瑜伽姿勢。

靠牆抬腿能舒緩血液及淋巴液滯留，有助於解除整個下半身肌肉的疲勞及浮腫。除了能預防臀部及大腿抽筋和腓腸肌痙攣，還很適合用來舒緩腿部靜脈血液滯留所導致的靜脈曲張症狀。

此外，還有微微伸展大腿後側的大腿後側肌群及腰、臀肌肉的效果，還能有效加強腹肌。由於可以躺著做，因此較肥胖或年長者也能叫輕鬆操作。若難以靠自己抬起雙腿者，也切勿勉強，可請他人協助操作。

此外，若在腿靠在牆上時，開合雙腿、伸展腳踝，將提升效果（詳情請見P98）。

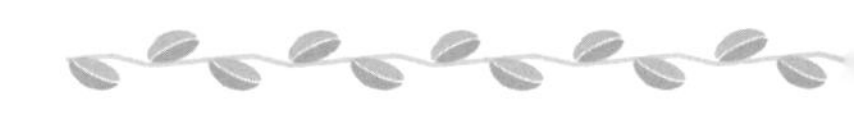

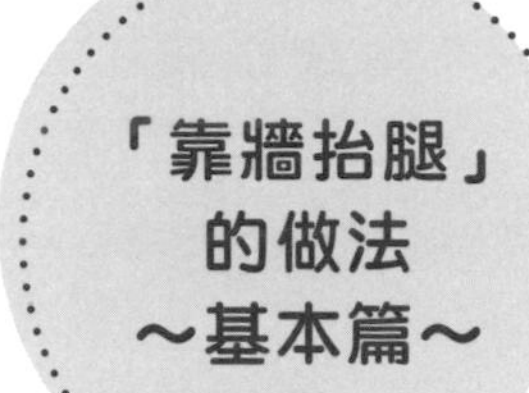

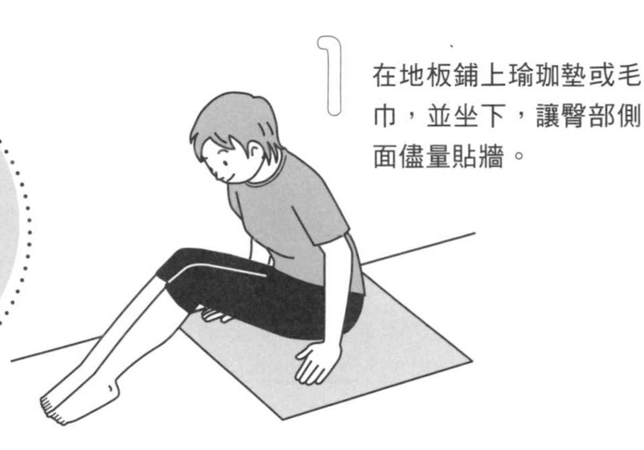

1 在地板鋪上瑜珈墊或毛巾，並坐下，讓臀部側面儘量貼牆。

2 讓臀部靠牆，並讓上半身向旁邊傾倒。

3 讓雙腿靠著牆壁舉高，並讓身體仰躺。腰部應穩穩貼地，避免前凸，雙手展開穩住身體。
儘量延伸膝蓋，接著維持姿勢，持續自然呼吸5～10分鐘。

POINT

* 結束時，將雙腿向任一方倒，緩緩起身。
* 就寢前操作，一天1次。
* 腿部會搖晃者，可請他人協助，或利用房間角落抬高雙腿。

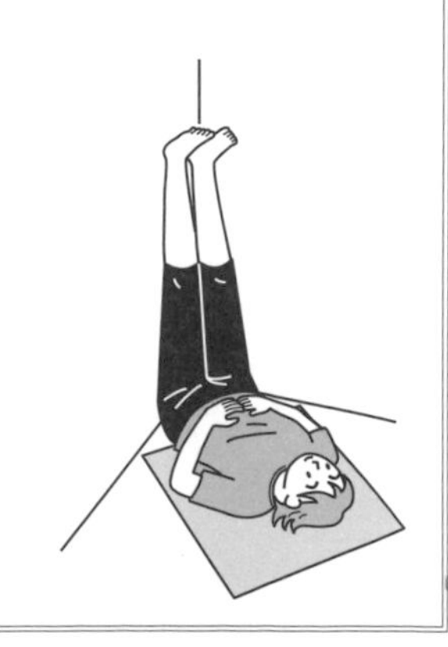

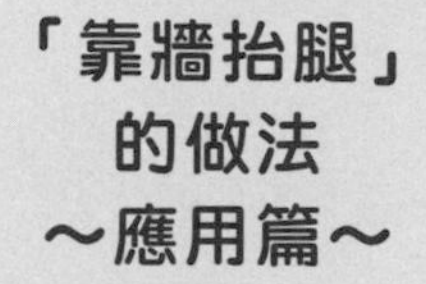

1 在地板鋪上瑜珈墊或毛巾，並坐下，讓臀部側面儘量貼牆。

2 讓臀部靠牆，並讓上半身向旁邊傾倒。

3 讓雙腿靠著牆壁舉高，並讓身體仰躺。腰部應穩穩貼地，避免前凸，雙手展開穩住身體。

4 儘量延伸膝蓋，一邊呼吸，一邊將雙腳大幅度左右開合10次。

5 將雙腳腳踝前後彎曲、伸展10次。

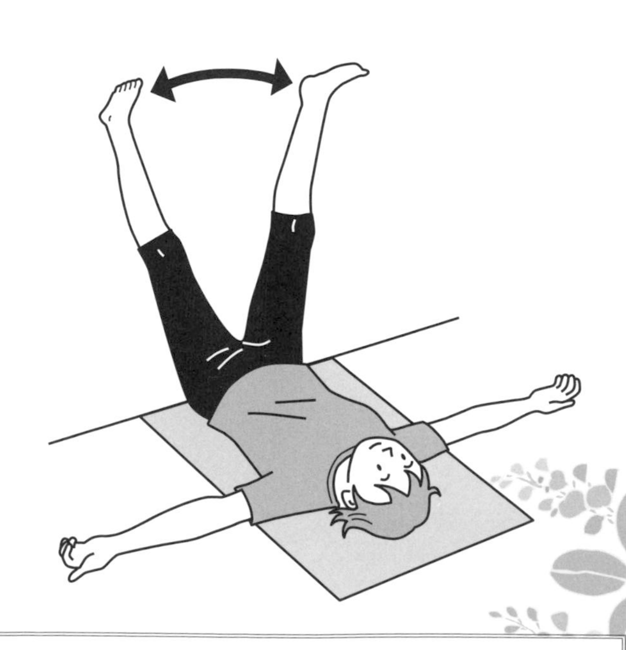

POINT

＊結束時，將雙腿向任一方倒，緩緩起身。
＊就寢前操作，一天1次。

Part 6

防止腓腸肌痙攣復發的生活習慣

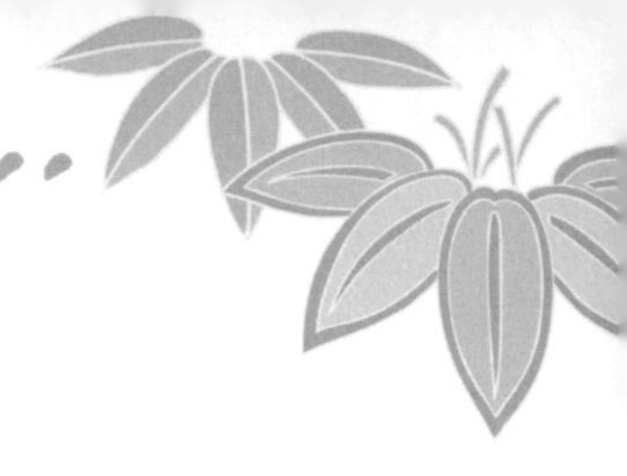

採取西式生活習慣，防止腳抽筋

在和室採取跪坐姿勢、上蹲式廁所等和式生活習慣，其實會讓腳容易發生抽筋及腓腸肌痙攣。

其中最應避免的又屬跪坐姿勢。正如大家所知，跪坐時會腳麻。除了會將全身重量壓在小腿肚上，也會同時壓迫到臀部和大腿後側，使血液循環不良。

此外，當肌梭和高爾肌腱器處於緊繃狀態，將使腳容易發生抽筋及腓腸肌痙攣。

長年需以跪坐姿勢工作的人，也許身體已習慣這種狀態。但若非如此，請儘量坐在椅子上。當必須坐在地板時，就儘量伸直雙腿吧。西方的生活習慣較有助於防止腳抽筋與腓腸肌痙攣。

若因參加法事，或學習某些技藝而必須跪坐時，請儘量找機會起身，伸展小腿肚等等。

此外，也可以在臀部下方墊跪坐專用的椅子、可折疊式椅墊、靠枕等，減少對下半身的壓迫。

坐在地面時需留意的重點

利用坐式椅墊，坐下時將雙腿伸直。

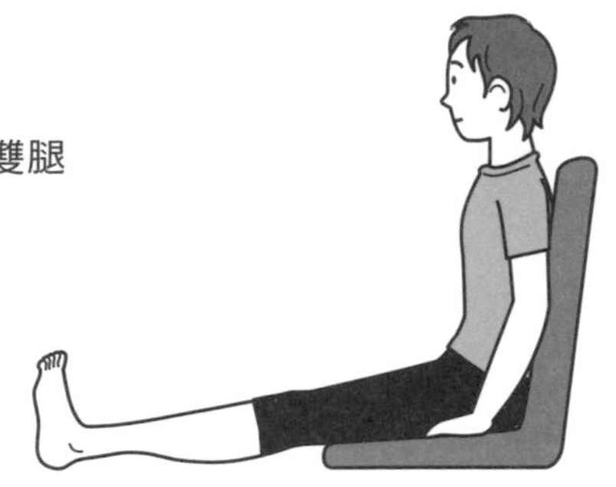

不時讓雙腳上下活動，或彎曲、伸展腳踝，將能避免血液循環不順暢的狀況。

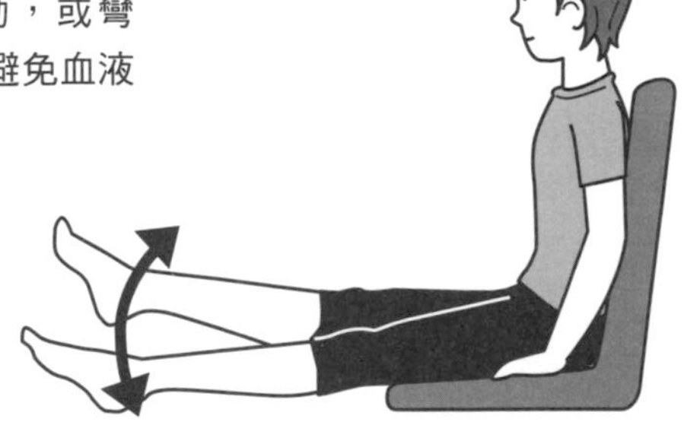

應於跪坐時在臀部下墊一個小椅子或硬坐墊等。市面上也有販售跪坐專用的椅子及坐墊。

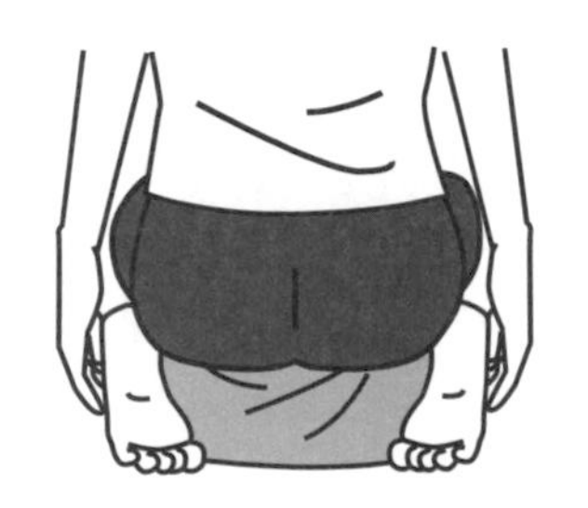

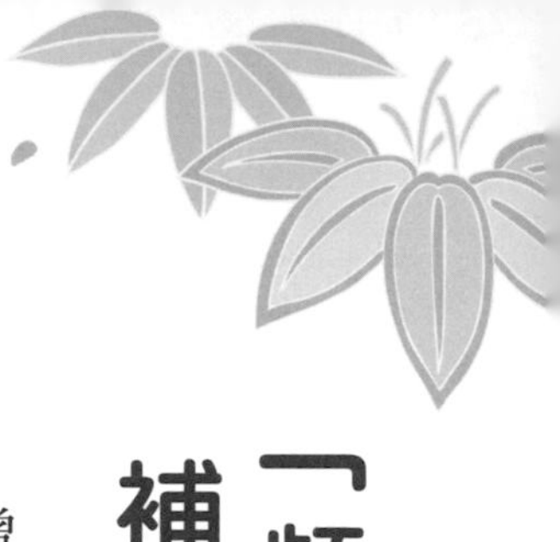

「頻繁、即時」補充水分

曾因劇烈運動、盛夏高溫導致流汗，或是服用利尿劑等原因導致脫水，進而反覆腓腸肌痙攣的人應該不在少數。

為防止腳抽筋及腓腸肌痙攣，並維持體內水分，應「頻繁、即時」補充水分。

就讓我們養成習慣，在每天①起床時、②吃早餐時、③早餐與午餐之間、④午餐時、⑤午餐與晚餐之間、⑥晚餐時、⑦洗澡後、⑧睡前8個時段，各喝一杯水（180㎖）吧。

如此一來，便能攝取到成人一天所需，約莫1200㎖左右的水分了。當有運動或排汗量較多時，應再額外增加攝取量。

「口渴」是身體處於輕微脫水狀態的徵兆。因此請養成習慣，在感到口渴前就先行補充水分。補充水分時請選擇不含咖啡因的飲品如礦泉水或麥茶，而運動時則很適合飲用運動飲料。

但有腎臟疾病等應限制飲水量者，請依循醫師指示。

成人所需的水分攝取量

身體攝取的水分
約為1300㎖
食物中內含的水分
＋
體內代謝生成的水分

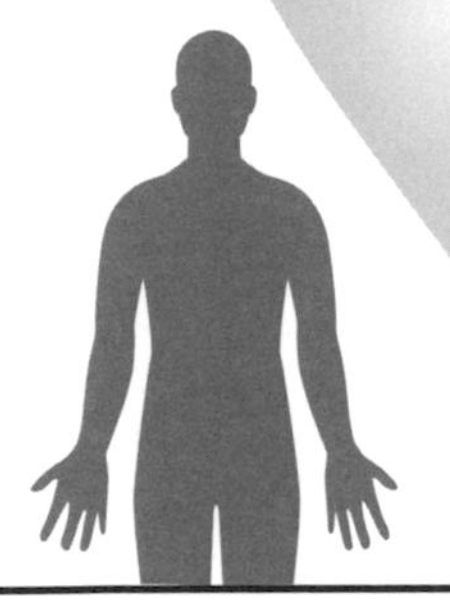

身體排出的水分
約為2500㎖
汗、呼吸、尿、糞便
含有的水分

約需補充1200㎖的水分

POINT

＊一天至少應飲用8杯水。容易忘記飲水的人，應在冰箱等處貼紙條提醒。

＊建議飲用白開水、礦泉水、無咖啡因茶（麥茶、南非國寶茶、花草茶等）等不含糖分及咖啡因的飲品。

＊應儘量減少攝取具利尿效果且含咖啡因的咖啡、綠茶、紅茶、烏龍茶，以及因含有糖份而容易導致卡路里攝取過量的果汁及碳酸飲料。

＊流汗、運動時，建議補充有助於平衡礦物質及糖份的運動飲料（詳情請見P118）。

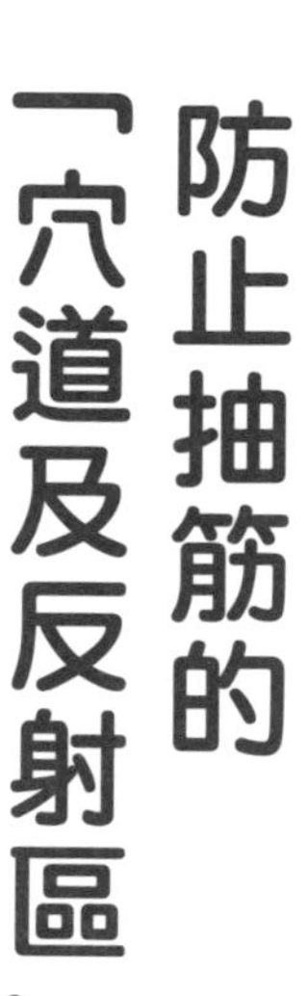

防止抽筋的「穴道及反射區」

腳和腳底佈滿了與內臟和各器官相連的末梢神經，稱為「穴道」及「反射區」。其中也包含了能改善腓腸肌痙攣的區塊。

只要調整好這些區塊，便能改善腳底血液及淋巴循環，對全身帶來正面影響。由於必須依序刺激腳底及內踝、膝蓋後側等部位，因此也許會有點難度。請務必慢慢做，掌握按壓方式。

請以「痛但舒服」的強度刺激（按摩）穴道及反射區。待習慣力道後再試著以「吐氣並按壓2秒→維持2秒→吐氣並用2秒慢慢鬆手」的方式按壓。也可使用按壓穴道的小道具。

雖然基本上隨時都可以做，但請避開吃飽或洗澡前、後的時段。此外，在按摩前後喝1杯水，能促進血液循環，以及排除老廢物質。

沒什麼空，和想立刻解除腓腸肌痙攣的狀況時，請試著刺激只有右腳有的肝臟及膽囊反射區（5、6），以及委中穴（7）。

對改善腓腸肌痙攣有效的穴道及反射區

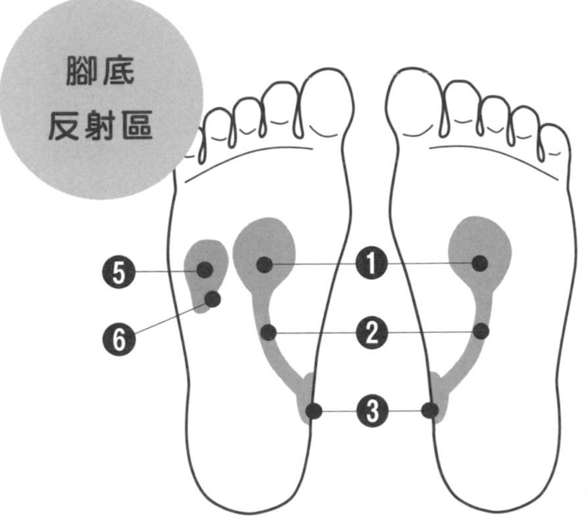

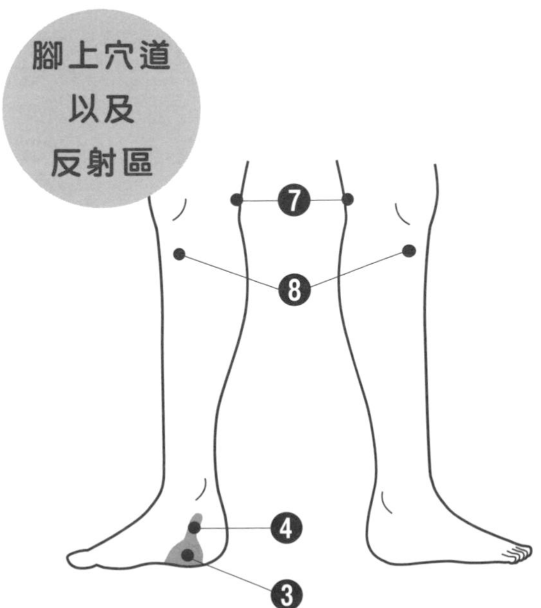

以下列順序輪流按壓雙腳

❶腎臟（位於腳底中央、足弓上方）

❷輸尿管（位於1、3連線上）

❸膀胱（位於內踝下方）

❹尿道（位於3和內踝連線上）

❺肝臟（只有右腳底有此反射區。小指與無名指中間下方，微微下凹處）

❻膽囊（只有右腳底有此反射區。位於5下方）

❼委中（位於左右膝正後方的穴道）

❽足三里（先將食指放在膝蓋骨下方外側凹槽上，並併攏手指後，小指的所在處）

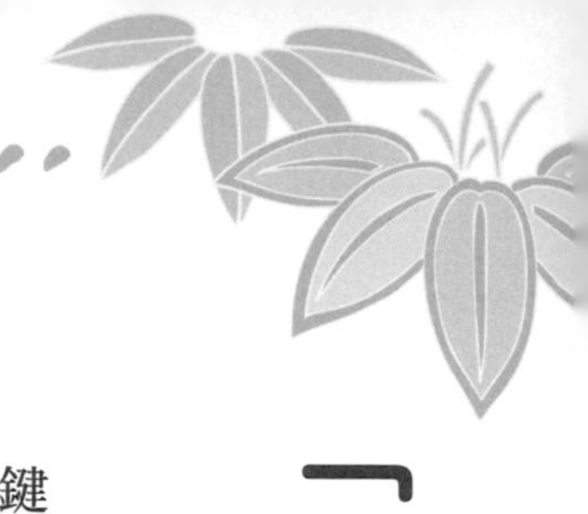

「泡腳」解決體寒及疲勞症狀

雙腳冰冷是引發腳抽筋及腓腸肌痙攣的關鍵，冬天更應留意。當打高爾夫、滑雪時的寒冷加上肌肉疲勞時、清晨氣溫驟降等時候，下半身比想像中更容易冰冷，有時也容易因此引發抽筋。

在此推薦透過泡腳溫暖雙腳，放鬆肌肉。當感到寒冷或疲勞時、想放鬆時，或無法泡澡時都可以選擇泡腳。如此一來便能有效改善肌肉血液循環不良，一掃疲勞。

請將雙腳泡進水溫42～45度的桶子中，並泡15～20分鐘溫暖雙腳。

泡腳的方式

泡到小腿肚中段。

水溫稍高於洗澡水的溫度。

當水溫降低，可加入熱水補充。

一邊喝水，一邊泡腳15～20分鐘。

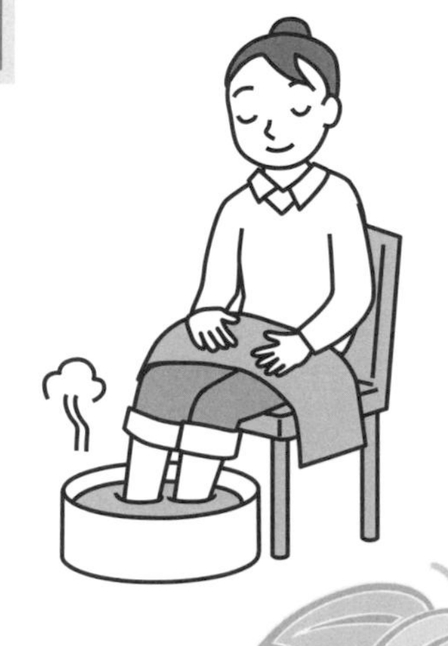

Part 7

防止腓腸肌痙攣復發的飲食

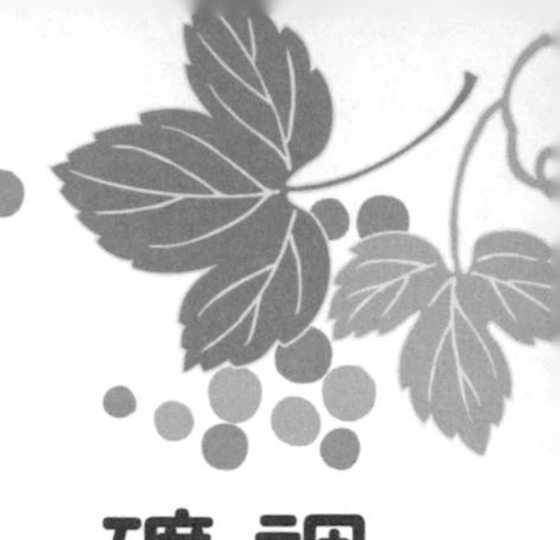

調整體內礦物質平衡

若想防止肌肉抽筋和腓腸肌痙攣，在日常飲食中均衡攝取礦物質至關重要。鎂、鈣、鈉、鉀是對肌肉的繃緊、收縮不可或缺的礦物質。為避免這些礦物質不足，請透過每天的飲食，攝取這些元素吧！

鈣和鉀對細胞活動來說不可或缺。而鎂則負責輔助鈣與鉀發揮功效，以及調節鈣的濃度。當鈣濃度不足，便容易引發肌肉痙攣。

由於飲食西方化及外食普及，讓我們食用富含鎂的雜糧、海藻的機會變少，使現代人缺乏鎂的狀況常態化。而鈣質也有相同的狀況。

請試著在每天飲食中攝取鈣和鎂，比例則應該設在2：1～3：1。特別是容易發生腓腸肌痙攣的長者及孕婦，更應該積極攝取鎂。（詳情請見P110）

此外，養成補充水分的習慣，並儘量避免攝取易使身體寒冷的冷飲及生菜等，也有助於預防肌肉抽筋及腓腸肌痙攣。

日本人一日所需的鎂攝取量（mg/日）

性別／女性	推估平均所需攝取量	建議攝取量
15～17歲	260	310
18～29歲	230	270
30～49歲	240	290
50～64歲	240	290
65～74歲	230	280
75歲以上	220	260
妊婦	＋30	＋40
性別／男性	**推估平均所需攝取量**	**建議攝取量**
15～17歲	300	360
18～29歲	280	340
30～49歲	310	370
50～64歲	310	370
65～74歲	290	350
75歲以上	270	320

※厚生勞動省「日本人飲食攝取基準（2020年版）」

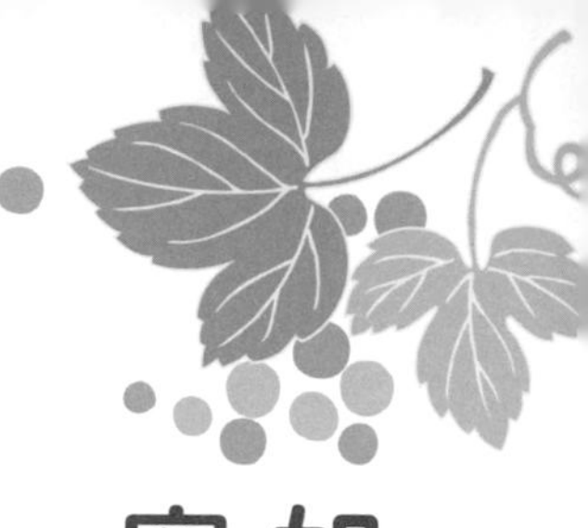

如何補充容易缺乏的鎂

現代人容易缺乏的其中一個礦物質便是鎂。而其實最容易在飲食中補充鎂的方式，便是使用傳統的日式食材。

魷魚乾、小魚乾、沙丁魚乾等魚貝類、納豆、豆腐、豆乳等大豆食品，玄米等雜糧類、海帶芽（風乾）、海帶根部、海蘊等海藻類、堅果類等都富含鎂。

尤其魷魚乾不需要特別料理，也適合當做點心等。還含有防止肌肉痙攣的「牛磺酸」成分。（詳情請見P122）

此外，食用海帶芽及海帶根部、納豆等時，若加入醋或柑橘類果汁，其中含有的檸檬酸便能提升鎂的吸收率。（詳情請見P116）例如在泡水還原後的海帶芽中加入檸檬汁、吻仔魚，以及芝麻等等，並以少許鹽巴等調味，便能做出一道富含鎂的海帶芽沙拉。

此外，乾燥海帶芽依據製造過程不同，分為風乾和川燙兩種。然而川燙過程會使鎂含量降低，請儘量選擇風乾海帶芽。

富含鎂的食品

食品名	每100g的含量	一份的含量
魷魚乾	170mg	一片（約80g）約含140mg
風乾海帶芽（泡水還原）	130mg	50g約含65mg
海帶根部	61mg	50g約含31mg
杏仁（乾燥）	290mg	10顆約含29mg
花生（炒過）	200mg	15顆約含20mg
芝麻（炒過）	360mg	一大匙（約8g）含29mg
沙丁魚（整隻乾燥）	110mg	一隻（約40g）含44mg
吻仔魚（半乾燥）	130mg	兩大匙（約10g）含13mg
生牡蠣	65mg	兩個（約40g）含26mg
納豆	100mg	一包（50g）含50mg
木棉豆腐	57mg	4分之1（75g）含43mg
豆乳（無添加）	25mg	一杯（200mℓ）約含50mg
黃豆粉	260mg	一大匙（約7g）含18mg
菠菜（水煮）	40mg	50g含20mg
玄米飯	49mg	一碗（150g）含74mg
純可可	440mg	一杯（5g）含22mg

※文部科學省「日本食品標準成分表2020年版（八訂）」

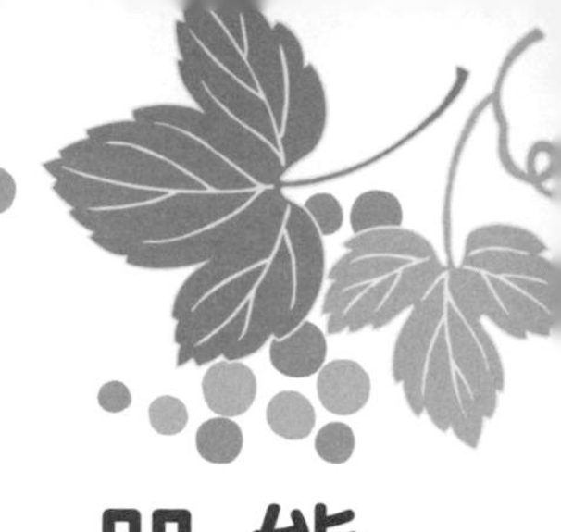

能夠調整肌肉收縮狀況的鈣

大家都知道鈣質的作用是讓骨頭變得更穩固，但其實鈣質和肌肉收縮與神經傳導也息息相關。

日本人攝取的鈣質量本來就少，再加上約莫只有3至4成的鈣質會被身體吸收。因此鈣質可以說是許多日本人缺乏的礦物質之一。

由於肌肉疲勞時會大量消耗鈣質，因此在運動及勞動後，更應該多多補充。懷孕中或更年期後的女性，也容易因鈣質不足而導致腓腸肌痙攣，請務必多留意。

成人一天應攝取的鈣質量約為650～750mg。在睡前喝熱牛奶能一次補充水分及鈣質，預防睡眠時發生腓腸肌痙攣。

然而若服用保健食品，只攝取了過多的鈣質，反而可能使體內礦物質失衡，請務必小心。

而冷凍食品及加工食品中含有許多磷，會阻礙鈣質吸收。因此儘量避免食用加工食物，也能有助於補充鈣質。

日本人一日所需的鈣攝取量（mg/日）

	性別／女性		性別／男性	
	推估平均所需攝取量	建議攝取量	推估平均所需攝取量	建議攝取量
15～17歲	561	673	670	804
18～29歲	551	661	658	789
30～49歲	550	660	615	738
50～64歲	556	667	614	737
65～74歲	543	652	641	769
75歲以上	517	620	600	720

※厚生勞動省「日本人飲食攝取基準（2020年版）」

富含鈣質的食物

食品名	每100g的含量	一份的含量
牛奶	110mg	一杯（約180mℓ）約210mg
加工起司	630mg	兩片（約40g）約含250mg
優格（無糖）	120mg	一杯（約210g）約含250mg
木棉豆腐	93mg	4分之1(75g)含70mg
小松菜（水煮）	150mg	50g含75mg
日本鯷魚（魚乾）	2200mg	10g含220mg
櫻花蝦（風乾）	2000mg	10g含200mg
羽衣甘藍青汁（粉末）	1200mg	一小匙（約6g）約含72mg

※文部科學省「日本食品標準成分表2020年版（八訂）」

讓肌肉活動更加順暢的鉀

水果及蔬菜、海藻類、根莖類、豆類等皆含有豐富的鈣質。

鉀主要在肌肉細胞中，能控制細胞的滲透壓（細胞內外體液濃度差）及水分，讓神經傳導及肌肉活動更順暢。

鉀和鎂相同，與肌肉收縮有關，因此對預防肌肉抽筋及腓腸肌痙攣不可或缺。除此之外，還能促進排出過多的鈉，降低過高的血壓，有助於預防、改善高血壓及動脈硬化問題。

由於許多食物中都含有鉀，只要維持正常飲食，幾乎不會有缺乏鉀的狀況。反之因過度攝取導致副作用的風險也較低。然而當腹瀉等時，有時仍可能會導致鉀短暫不足。此外，容易浮腫及容易腓腸肌痙攣時，請多多攝取富含鉀的蔬菜水果等食物。

但若因腎臟疾病與腎臟功能衰弱，而必須控制鉀攝取量時，請聽從醫師指示。

日本人一天攝取鉀的目標值（mg/日）

	女性		男性	
	一般 攝取量	目標 攝取量	一般 攝取量	目標 攝取量
15～17歲	2000	2600以上	2500	3000以上
18～29歲	2000	2600以上	2500	3000以上
30～49歲	2000	2600以上	2500	3000以上
50～64歲	2000	2600以上	2500	3000以上
65～74歲	2000	2600以上	2500	3000以上
75歲以上	2000	2400以上	2500	2800以上

※厚生勞動省「日本人飲食攝取基準（2020年版）」

富含鉀的食物

食品名	每100g的含量	一份的含量
香蕉	360mg	一根果肉部分（約100g） 約360mg
西瓜（紅色果肉）	120mg	1～2片（約200g） 約含240mg
奇異果 （黃、綠）	300mg	半個（約50g） 約含150mg
酪梨	590mg	半個（約40g） 約含240mg
馬鈴薯 （含皮、以微波爐料理）	430mg	一個（約120g） 約含520mg
菠菜 （水煮）	490mg	50g 含250mg

※文部科學省「日本食品標準成分表2020年版（八訂）」

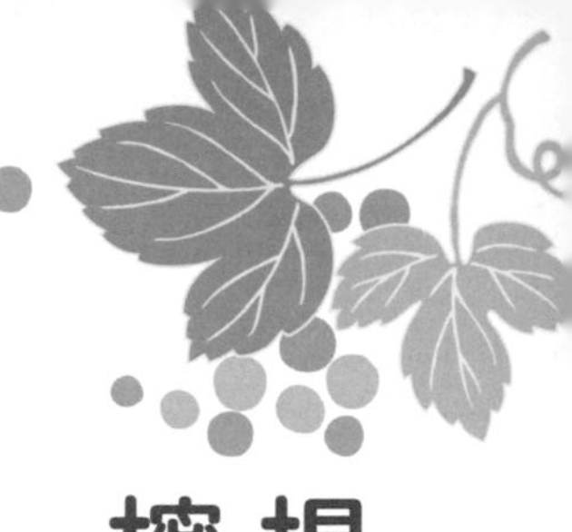

提升礦物質吸收率的檸檬酸

和肌肉與神經活動有關的鎂和鈣，有著難以被身體吸收的弱點。

而「檸檬酸」正好能補足這個弱點。雖然鎂和鈣難以直接溶於水，但在被檸檬酸包圍後，將轉換為易於溶解，也容易被身體吸收的型態。這種檸檬酸引發的現象稱為「螯合作用」。

柑橘類中的清爽酸味，便是由檸檬酸而來。就如將海帶做成醋漬物等，只要將含有鎂和鈣的食材，與含有檸檬酸的食材組合即可。

而富含檸檬酸的梅干，從以前就一直被登山客當作「腓腸肌痙攣的良藥」，視作珍寶。雖然在爬山時的疲勞、流汗，以及突如其來的氣溫變化等因素之下，容易導致腳抽筋，但據說只要吃了梅干，便容易恢復。

其實梅干的成分與腓腸肌痙攣的處方藥「檸檬酸鉀・檸檬酸鈉水合物配方製劑」相似。

富含檸檬酸的食物

食品名	每100g的含量	一份的含量
檸檬（果汁原汁）	6.5g	一大匙（15g） 含1g
梅干（鹽漬）	3.4g	中等大小約一個（10g） 約含0.3g
黑醋栗（冷凍）	3.3g	30g 含1g
奇異果（綠）	1g	半個（約50g） 含0.5g
橘子汁（瓦倫西亞）	0.9g	一杯（180㎖） 含1.8g

※文部科學省「日本食品標準成分表2020年版（八訂）」

梅子醋的做法

備料

梅子（生）　1kg
冰糖　　　　1kg
醋（可挑選米醋、蘋果醋、黑醋等自己喜歡的種類）1.8ℓ
存放用的玻璃瓶（需煮沸消毒）

①洗淨梅子，並用牙籤等工具去籽，並用廚房紙將水分吸乾。

②將梅子、冰糖交互鋪在存放用的玻璃瓶中，並倒入醋。

③密封玻璃瓶，並放在陰涼處醃漬約一個月。醃漬時間愈長，風味將更溫和醇厚。

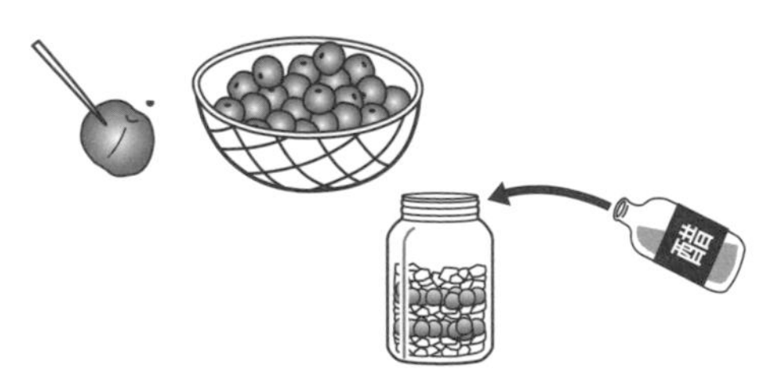

梅子醋的使用方式

除了能將醋用於料理中調味之外，還能與水或氣泡水以1比5的比例調和飲用，輕鬆攝取檸檬酸。

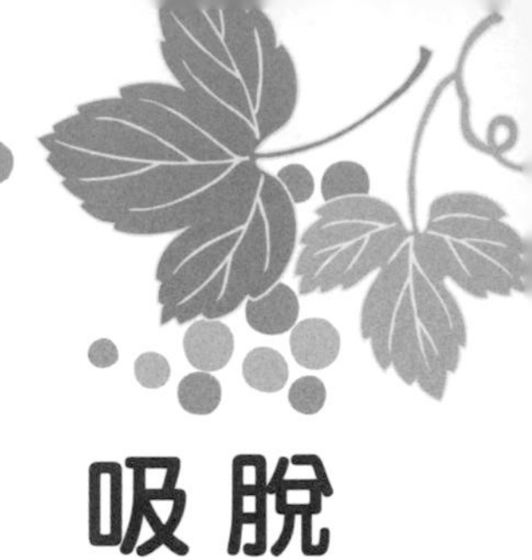

脫水時應攝取吸收效率高的運動飲料

運動飲料中含有各種礦物質、檸檬酸，以及能補充能量的糖類。能更有效率地攝取因流汗而失去的礦物質及水分，適合在運動、氣溫特別高的日子飲用。

然而由於糖分甚高，不宜過度飲用。請在運動時、夏天戶外活動時飲用，預防腓腸肌痙攣。

有一種與運動飲料十分相似的飲料，叫做「口服補水液」。口服補水液也是一種可在熱天、發燒大量流汗時，補充水分、礦物質、葡萄糖的飲料。其特徵在於吸收效率十分快速。

不容易感受到口渴的感覺，容易導致脫水的長者等，也可以備用。除了能預防腓腸肌痙攣，也能預防在盛夏中中暑。只要用家中常見的物品，便能做出與市售成分相近的補水液，請務必試著做做看。

然而補水液也是一種高糖、高鈉（鹽分）的飲料。若常在未流汗的狀況下飲用，將可能過度攝取鹽分與糖分。

口服補水液的做法

備料

水　1ℓ

砂糖　30～60g（3～6大匙）

食鹽　2g（三分之一小匙）

少許檸檬或醋（依照喜好）

存放用的水壺等

①將所有材料放入水壺等中，並充分混合

②存放在冰箱中，在1至2日內飲用完畢

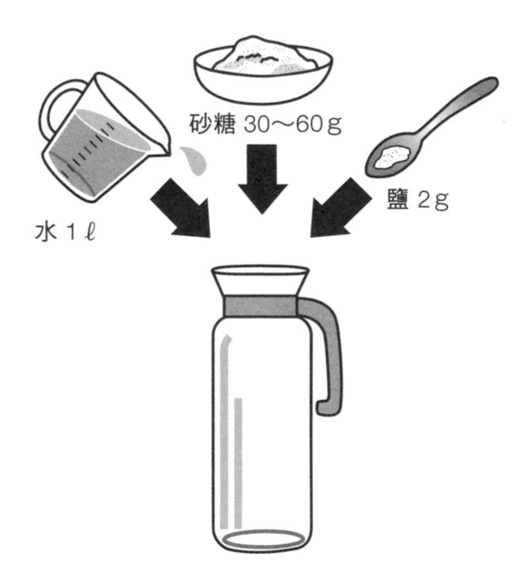

※砂糖量可依喜好調整。

※為避免攝取過多糖分及鹽分，請避免太常飲用。

※也能用來預防長者中暑。

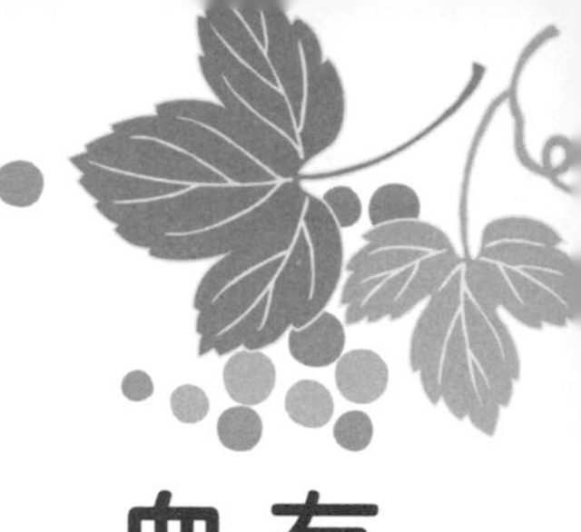

有助於改善血液循環的食品

當寒冷及高血壓等導致血液循環變差，將可能使氧氣及營養難以傳遞至全身，影響肌肉及神經的功能。為防止肌肉抽筋，應積極補充有助於改善血液循環的食品。

例如醋就是其中之一。醋中含有的檸檬酸及醋酸能擴張血管，促進血液循環。而我們常見的蔬菜如洋蔥中則含有槲皮素；薑含有薑酚和薑烯酚；納豆等大豆製品，則含有異黃酮這種具高度抗氧化作用（防止血管等老化）的多酚，有助於改善動脈硬化及血液循環問題。納豆中除了有多酚之外，還含有能溶解血栓，稱為納豆激酶的酵素。

使洋蔥、蔥、韭菜、大蒜等產生氣味的成分二烯丙基二硫，也具有擴張血管，使血液變清澈的作用。此外，沙丁魚、鯖魚、秋刀魚等青皮魚的脂質中，所富含的DHA和EPA，以及亞麻仁油和荏胡麻油中的α-亞麻酸也有助於提高血管彈力，有預防血栓的功用。

有助於改善血液循環的食品

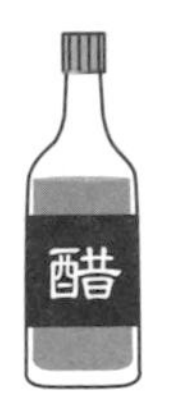

醋
醋酸、檸檬酸

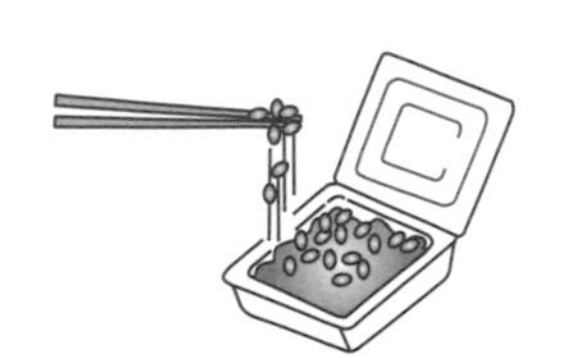

納豆
多酚、納豆激酶

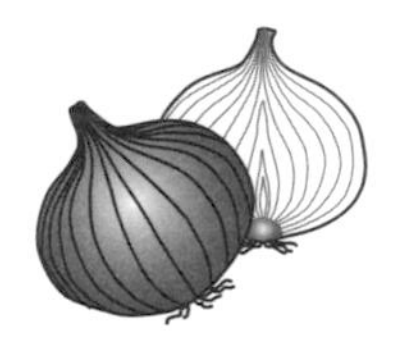

洋蔥
多酚、槲皮素

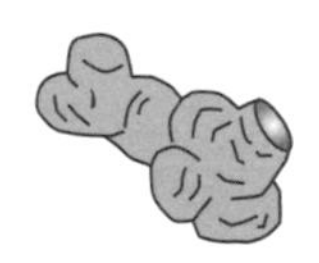

薑
薑酚、薑烯酚

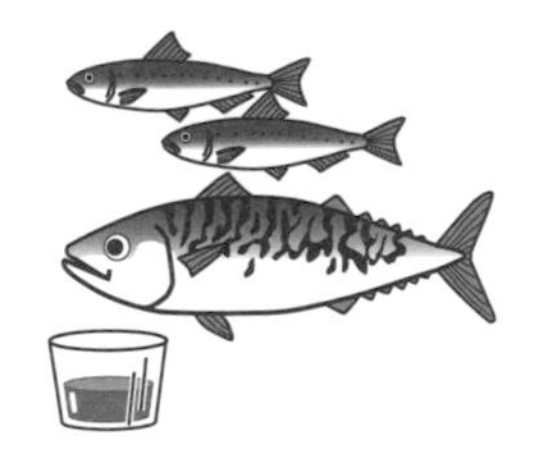

魚油
DHA、EPA

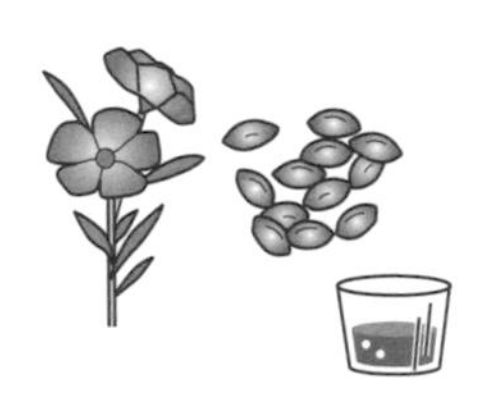

亞麻仁油、荏胡麻油
α-亞麻酸

POINT

＊以醋醃漬大豆、薑、洋蔥做成醬菜等，每餐食用少許即可。
＊食用沙丁魚及鯖魚罐頭等，能簡單攝取到上述成分。
＊常備亞麻仁油及荏胡麻油。只要在餐點中加入幾滴，便能更有效率地吸收α-亞麻酸。

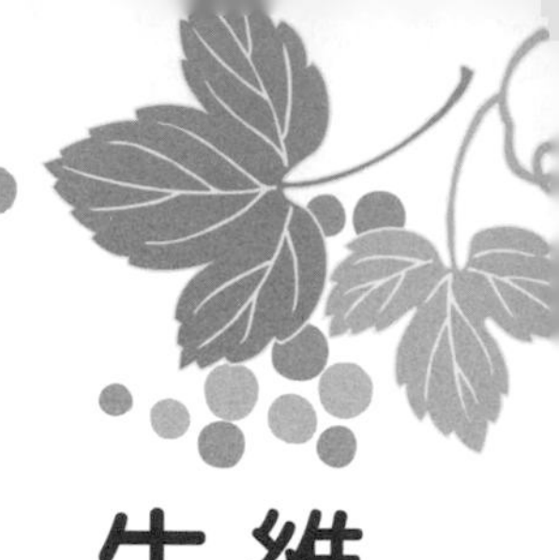

維持全身正常功能的牛磺酸

能量飲料等中所含有的「牛磺酸」，是一種廣泛分佈於體內的營養成分。

牛磺酸負責掌握身體平衡，好讓身體在運作時維持一定的生理功能（維持體內平衡）。全身約70％左右的牛磺酸保存在肌肉中。由於具有神經傳導物質的功能，因此當肌肉中的牛磺酸不足時，將可能導致痙攣及抽筋。

一般來說，牛磺酸是在體內所合成的。除了肝病、懷孕、哺乳、素食者等原因，很少會出現牛磺酸嚴重不足的狀況。若因抽筋等原因，想補充牛磺酸者，可多攝取富含牛磺酸的食物，如花枝、章魚、牡蠣、帆立貝等魚貝類食材。

牛磺酸是一種水溶性成分，會在料理時融入水分之中。因此建議透過生食、做成味噌湯的高湯、煮湯、煮火鍋攝取。

雖然飲用能量飲料能輕鬆攝取牛磺酸，但喝太多可能因攝取過度而導致腹瀉等狀況。攝取前請多加留意，注意攝取量。

牛磺酸含量較高的食物（mg）

食品名（約一份的份量）	每份所含的牛磺酸量	200 400 600 800
章魚（100g）	871mg	
烏賊（110g）	848mg	
牡蠣（5個・70g）	814mg	
海螺（1個・50g）	768mg	
紅甘魚（70g）	471mg	
松葉蟹（140g）	450mg	
帆立貝（140g）	380mg	
小鮑魚（1個・30g）	375mg	
蛤蜊（含殼・175g）	266mg	
秋刀魚（一條・200g）	262mg	
真鯛（一片・100g）	230mg	
明蝦（五隻・100g）	199mg	

※（社）大日本水產會魚類普及協議會

促進鈣吸收的維他命D

鈣質能幫助肌肉收縮及神經傳導。而促進我們吸收鈣質的營養素，便是維他命D。維他命D能透過促進小腸吸收鈣質，調節血液中鈣質濃度。與預防、改善腳抽筋及腓腸肌痙攣息息相關。

維他命D不僅能在體內合成，也能從食物中攝取。但目前日本人的平均維他命D攝取量卻低於標準。（※）

維他命D還能透過曬太陽，由皮膚合成。因此白天外出時間較短的人，以及為防曬而極力阻擋紫外線者等，特別容易有維他命D不足的狀況。此外，維他命D合成能力低的長者也應儘可能攝取。

維他命D為脂溶性，與脂肪一起攝取能增加體內吸收率。例如熱炒、油炸含有維他命D的蘑菇或魚貝類，就能有效率地攝取維他命D。由於維他命D是讓骨骼、肌肉維持穩健不可或缺的維他命，因此不僅能預防腳抽筋及腓腸肌痙攣，也有助於預防骨質疏鬆症。

※取自於厚生勞動省「平成28年國民健康、營養調查」及「日本人飲食攝取基準（2020年版）」

成人維他命D攝取量（每日攝取中央值）

女性	30～49歲	2.5μg
	50～69歲	4.7μg
男性	30～49歲	3.1μg
	50～69歲	4.9μg

※厚生勞動省「平成28年國民健康、營養調查」

維他命D的飲食攝取基準（每日攝取標準量）

女性	18～75歲以上	8.5μg
男性	18～75歲以上	8.5μg

※厚生勞動省「平成28年國民健康、營養調查」

富含維他命D的食物

食品名	每100g的含量	一份的含量
小魚乾（半乾燥）	61μg	兩大匙（約10g）約含6μg
沙丁魚（整隻乾燥）	50μg	一隻（約40g）含20μg
鮭魚（烤）	39μg	一片（約40g）約含31μg
沙丁魚（生）	32μg	一隻（約90g）含28μg
黑木耳（乾燥）	85μg	3g約含2.6μg

※文部科學省「日本食品標準成分表2020年版（八訂）」

後記

想必不少人在游泳、爬山時，以及做完這些活動後，甚至是睡眠中都會抽筋，並為此感到困擾不已。我的醫院中也有許多因苦於腓腸肌痙攣等症狀，而前來求診的患者。其中也不乏因此嚴重睡眠不足、無法出門、無法做自己喜歡的運動，導致生活品質下降的案例。

如本書中所說，這些抽筋的病徵為疼痛劇烈的肌肉痙攣。但透過一一改善鎂不足、脫水、身體冰冷等狀況，以及養成運動、伸展習慣與自我保健，便能預防、和緩症狀。

肌肉抽筋的原因複雜，很難用一招見效。重要的是了解其中機制，推測發生的原因，並妥善應對。若可能患有脊椎相關疾病、糖尿病等與抽筋症狀相關的疾病，則應儘早前往醫療機構接受適當的治療。若讀者能透過本書及早發現問題，就再好不過了。

若發現有腰部椎管狹窄症，以及腰椎間盤突出等問題，則應和醫師商量如何恢復過往的正常生活。現在的醫療日新月異，想必有許多對身體負擔較小的手術及有效的復健方式。

請別認為「抽筋只是偶發狀況，忍忍就好」或是「上了年紀，沒辦法」，就放棄改善抽筋狀況。而是應積極思考對策及治療方式。希望因疼痛而煩惱的人們，都能慢慢回歸正常生活，重拾興趣，找回笑容。

出沢　明ＰＥＤ診所理事長
帝京大學醫學部附屬溝口醫院客座教授
出沢　明

主要參考文獻
《もう怖くない！筋肉のつり　こむら返り》出沢　明 著/唯学書房
《こむら返り　整形外科の名医が教える最高の治し方大全》出沢　明 著/文響社
《こむら返り自力で克服！　名医が教える最新１分体操大全》出沢　明 著/文響社
《こむら返りが消えた！最強筋肉ほぐし》出沢　明 著/宝島社

【作者簡介】

出沢明

醫學博士。醫療法人明隆會 出沢明PED診所理事長、帝京大學醫學部附屬溝口醫院客座教授。
日本骨科學會專科醫生、脊椎脊髓病理醫生、脊椎內視鏡手術・技術認證醫生。
1980年畢業於千葉大學醫學部，並於1987年修完千葉大學醫學部博士課程。曾擔任國立橫濱東醫院骨科主任醫師、千葉早療日照中心所長、帝京大學醫學部附屬溝口醫院骨科教授、骨科院長等。於2014年開設出沢明PED診所。
日本內視鏡外科學會理事、日本關節鏡・膝蓋・運動骨科學會（JOSKAS）理事及第五任會長、世界內視鏡脊椎外科學會 國際低侵入脊椎外科學會日本代表等。專業領域為脊椎、脊髓外科、髖關節門診、電生理學等等。
以內視鏡執行對身體負擔較小的手術（PED、PEL等）治療椎間盤突出、腰部椎管狹窄症等疾病的第一把交椅。全國各地的患者蜂擁而至想預約此手術，甚至曾需等候多年才能動手術。由於希望能儘快醫治受到困擾的患者而開業。為更精進及普及技術而積極展開活動。擁有許多著作。

找回雙腿靈活力

肌肉抽筋自救手冊

出　　版／楓葉社文化事業有限公司
地　　址／新北市板橋區信義路163巷3號10樓
郵政劃撥／19907596 楓書坊文化出版社
網　　址／www.maplebook.com.tw
電　　話／02-2957-6096
傳　　真／02-2957-6435
作　　者／出沢明
翻　　譯／李婉寧
責任編輯／吳婕妤
內文排版／洪浩剛
港澳經銷／泛華發行代理有限公司
定　　價／360元
初版日期／2024年4月

國家圖書館出版品預行編目資料

找回雙腿靈活力：肌肉抽筋自救手冊 / 出沢明作；李婉寧譯. -- 初版. -- 新北市：楓葉社文化事業有限公司, 2024.04　面；　公分

ISBN 978-986-370-668-7（平裝）

1. 肌肉疾病 2. 運動療法

416.64　　113002150